指圧

JN303151

Natural Health©
シリーズ

地球環境と健康の両立をコンセプトとした
ナチュラルライフスタイル志向のコンパクトシリーズ。
セルフヘルプ、シンプル&スローライフが
基本です。

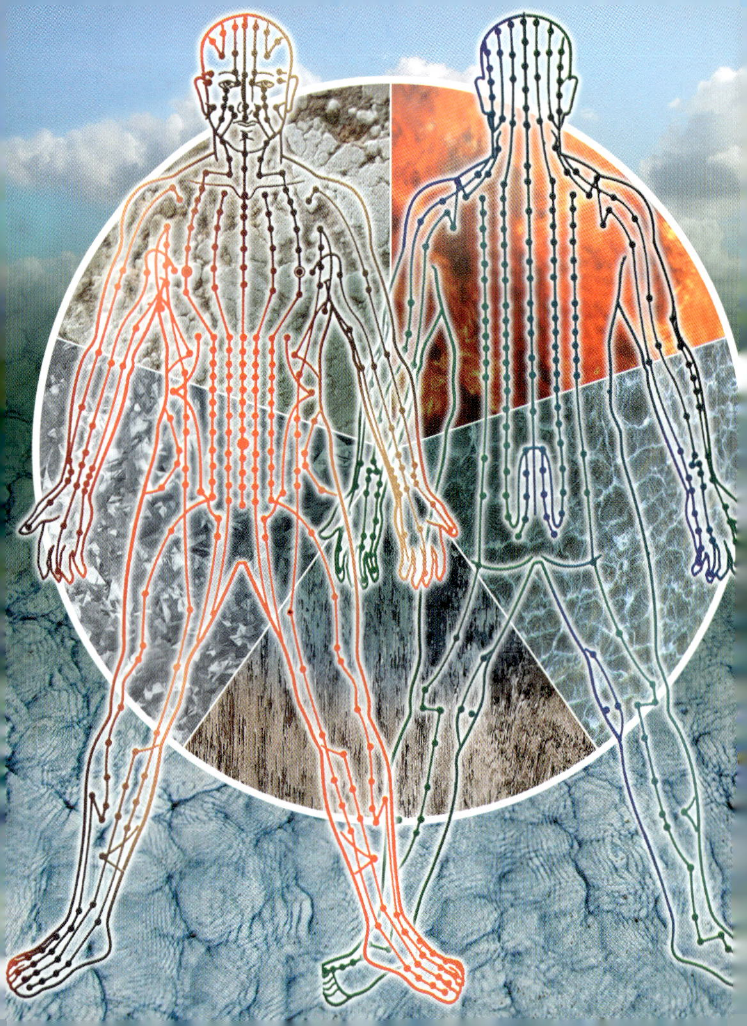

Secrets of

SHIATSU

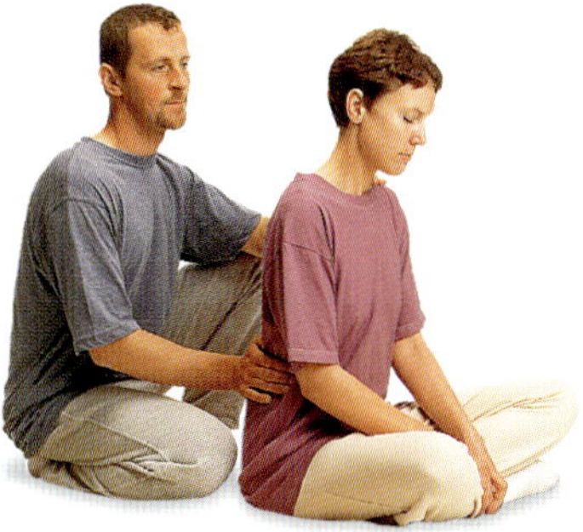

キャシー・メーウス 著

乙須 敏紀 訳

This book was conceived, designed and produced by
THE IVY PRESS LIMITED,
The Old Candlemakers, Lewes, East Sussex BN7 2NZ

Art director *Peter Bridgewater*
Editorial director *Sophie Collins*
Designers *Kevin Knight, Jane Lanaway*
Editors *Rowan Davies, Sara Harper*
Picture researcher *Liz Eddison*
Photography *Guy Ryecart*
Picture organization *Kay MacMullan*
Illustrations *Sarah Young, Anna Hunter-Downing, Coral Mula, Rhian Nest-James, Andrew Milne, Catherine McIntyre, Ivan Hissey*
Three-dimensional models *Mark Jamieson*
Calligraphy *Keiko Sakai*

First published in Great Britain in 2001 by
DORLING KINDERSLEY LIMITED,
9 Henrietta Street, London WC2E 8PS

PICTURE ACKNOWLEDGEMENTS

Every effort has been made to trace copyright holders and obtain permission. The publishers apologise for any omissions and would be pleased to make any necessary changes at subsequent printings.

Images Colour Library / AGE Fotostock 18t;
Tony Stone Images 13 / Michael Busselle 18b /
Bruce Fier 38t / Hans Strand 14t.

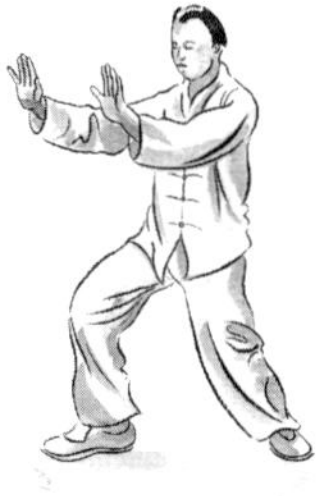

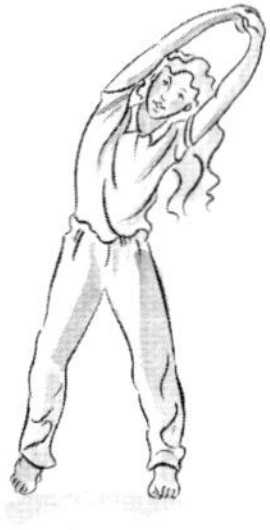

目 次

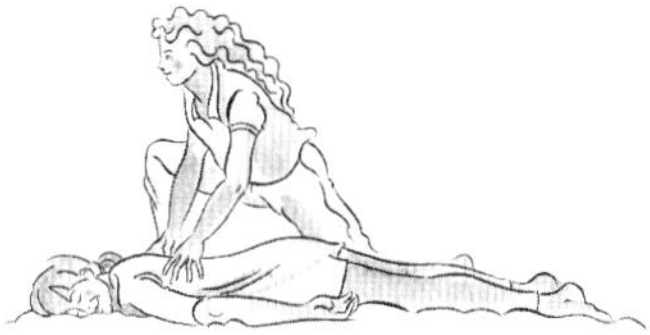

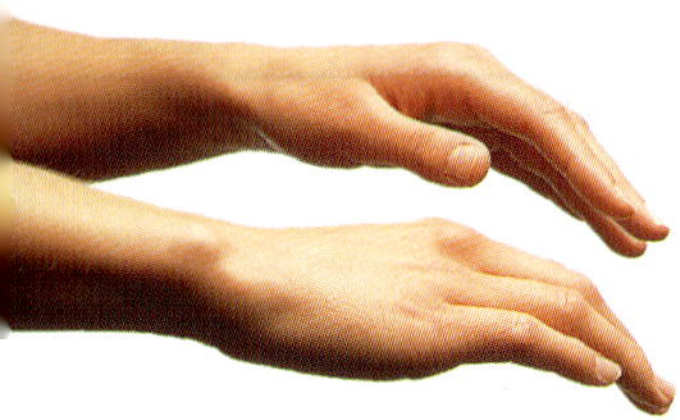

手技

「指圧」は英訳すると、"finger pressure"となります。

本書の使い方

本書は活用に便利なように、理論的解説のページと実技指導のページを明確に区分しています。指圧技法の根底に流れる伝統的考え方を簡潔に解説した後、豊富なカラー写真とイラストによる、一歩一歩段階を踏んだ、実際に練習しやすいように構成された実技指導が続きます。本書は永い歴史を誇るこの伝統的療法の根本原理へとあなたをいざない、次に指圧療法のための心と身体の準備、そして基本技法へと進んでいきます。本書では、指圧の基本療法の説明に重点を置いて解説していきます。最終章では、一般的な諸症状に対する自分でできる指圧療法について見ていきます。

注意事項

もしあなたが現在何らかの重篤な健康障害を有し、医学的治療を受けているならば、指圧をその代替治療として用いてはいけません。また、あなたの症状に対して指圧が適しているかどうか少しでも疑問がある場合は、本書に示された体操を実践したり治療を受けたりする前に、必ず医師の助言を仰ぐようにしてください。特に、あなたが妊娠しているとき、あるいは高血圧症やてんかんの症状があるときは厳守してください。

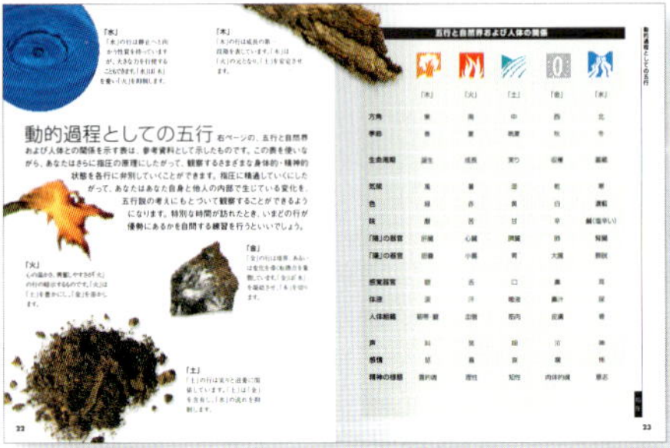
動的過程としての五行

背景知識

指圧の根底に流れる根本原理や哲学については本書の冒頭で解説します。

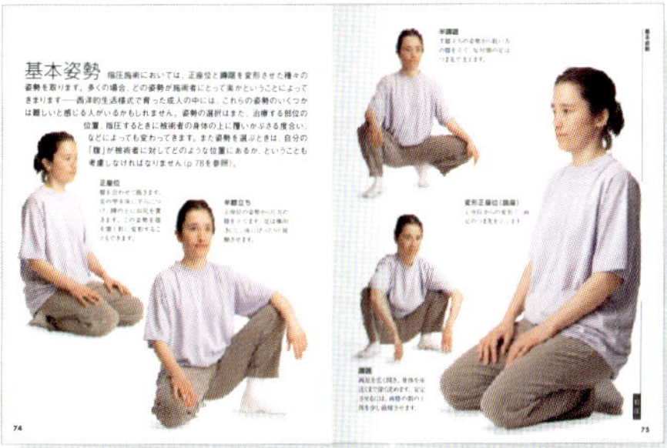

実践的

指圧の基本療法を、カラー写真を載せた見開き2ページを使い、基本姿勢から一連の手技まで詳しく実践的に解説します。

詳細

カラー見開きのページは、指圧の各側面に関するより詳細な説明によって補足されています。

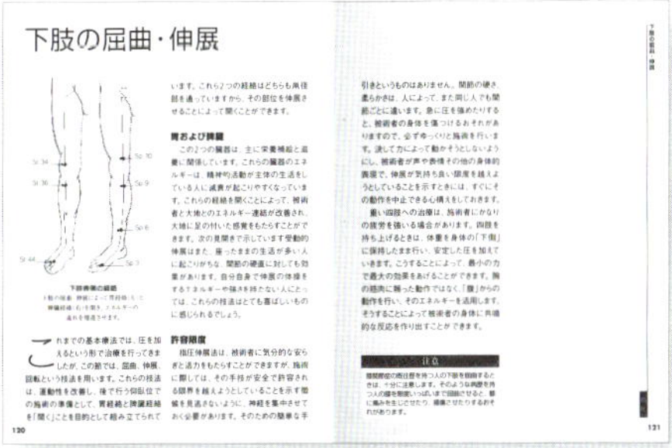

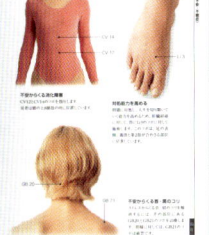

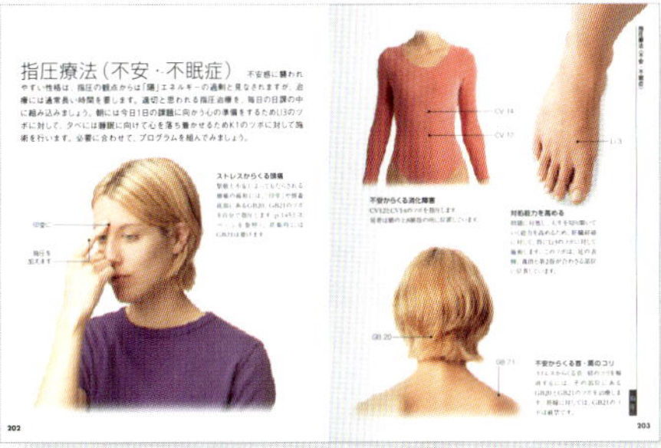

自分でできる治療法

本書の最終章では、一般的な諸症状を改善するための自分でできる治療法について詳しく見ていきます。

起源：黄帝から増永静人まで

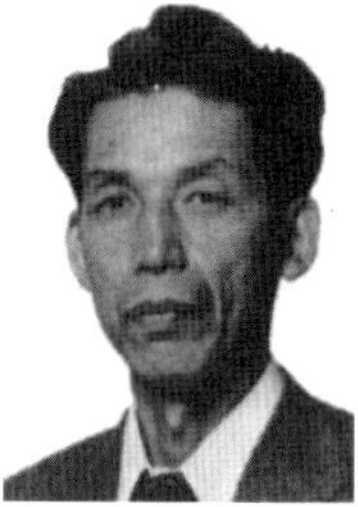

増永静人
『禅指圧』の著者で、
彼にこの本の執筆を決意させた
指圧の会(医王会)の創始者。

"finger pressure"と英語訳されている指圧は、数千年の歴史を誇る東洋伝統医学に根差した現代的整体療法です。医学理論に関する中国最古の書物は、BC 100年頃に著された『黄帝内経』です。この書によって中国伝統医学の診断と治療の基礎が築かれましたが、それには鍼やマッサージ、あるいは熱による、人体の特別な点への刺激の効果に関する記述が含まれています。

理論的発展

中国の伝統的療法は、AD 6世紀頃にはすでに日本に伝わっており、鍼とマッサージの日本的形態である按摩(中国ではanmoと発音されます)は、人々の間で広く実践されていました。按摩はその後次第に衰退していきましたが、20世紀初頭に玉井天碧という現代指圧療法の先駆者が出現することによって、この日本的整体療法は再度表舞台に登場することになりました。彼の著書『指圧法』(1919)は、浪越徳治郎、芹沢勝助、増永静人といった後進に大きな影響を与え、彼等はそれぞれ独自の方法で、この療法を理論的、実践的に発展させていきました。

禅指圧

増永は1977年に『禅指圧』(p. 219を参照)という本を出版しました。その主要な目的は指圧の体系化ということでしたが、彼はそれについてこの本の中で詳しく解説しています。禅指圧ではさまざまな技法が用いられますが、それらはすべて人体のエネルギーの流れを本来の姿に戻すことに向けられています。その根本原理は伝統的中国医学を基礎にしていますが、同時にさまざまな伝統的思想、すなわち、陰陽説、経脈（経絡）説などを包含しています。

五行（五大元素）

そのなかでも中国に古代から伝わる五行説（p.16-19、20-23を参照）は、健康を回復し、病気と闘うための包括的な体系を構築するという彼の目的において、特に大きな役割を果たしています。

指圧は西欧の人々の間でますます人気を獲得しつつありますが、その理由は、特定の病気ではなく全体としての人間を治療するという、その全体論的な考え方が人々の心を捉えているからです。

指圧と按摩

指圧療法には、人体のエネルギーの流れを整えるためのさまざまな技法が含まれています。狭い意味での指圧（人体の特別な点に指の圧を加える）もその1つです。それは鍼療法で用いられるのと同じ人体上の特別な点（ツボ）を活用するもので、「針を使わない鍼」と言われることもあります。狭義の指圧に重点を置く指圧療法士もいますし、それを含めて圧を加えたり、伸展させたり、揉んだりと、種々の技法を活用する療法士もいます。

指圧の原理

現代の指圧はホリスティックな療法であり、伝統的中国医学にしっかりと根差しています。その中心的な考え方は、人体には気と呼ばれる生命エネルギーが流れており、それは経絡（channel：経脈と言う場合もあります）を通じて循環しているというものです。このエネルギーの流れは、経絡に沿って存在する特別な点（ツボ）に圧を加えたり、流れの滞りを除いたりすることによって影響を与えることができ、それによって特定の身体機能、あるいは全体としての身体をより健康的にすることができます。

指圧療法は、主に身体機能を調整して健康を維持し、病気を予防するために活用されますが、特別な一連のツボや部位に重点を置くことによって、さまざまな健康障害に対処する治療法としても用いられます。

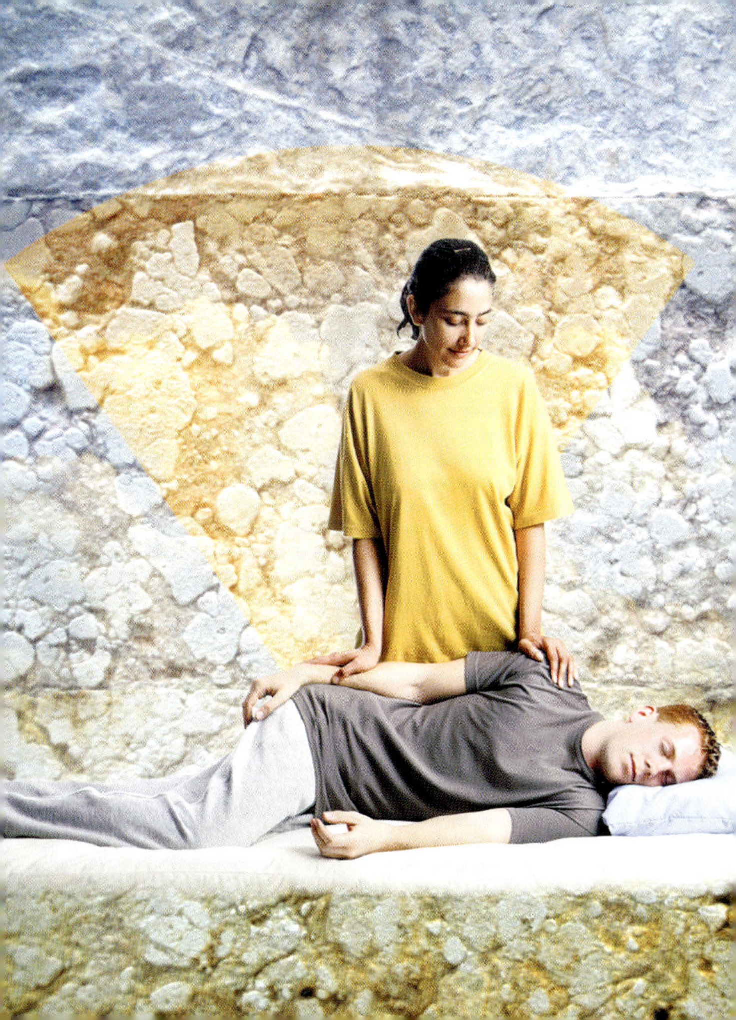

エネルギー理論

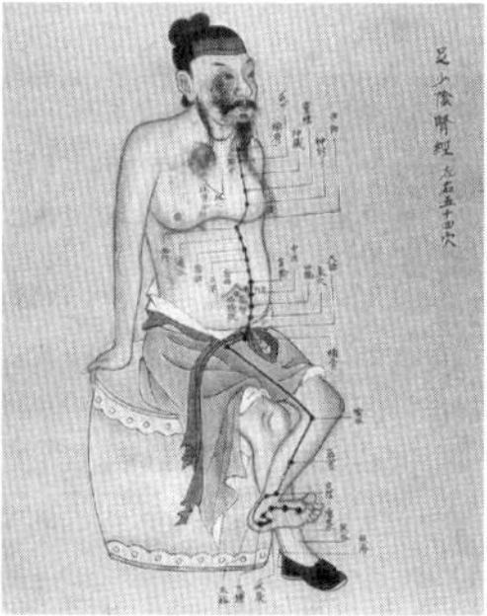

古代の叡智
指圧理論で示されているエネルギーの経路、
すなわち「経脈」あるいは「経絡」に関する記述は、
古代中国の手書きの書物のなかに
すでに見出されます。

古代中国の哲学においては、宇宙の万物はすべて「氣」("chee"と発音します)と呼ばれるエネルギーからできています。日本では、そして指圧理論では、「氣」は「気」と表記されます。「気」は普通、「生命力」、あるいは「生命エネルギー」と言い換えられますが、それは質量を有する場合、つまり物質の形態をとることもあれば、非物質の場合もあります。例えば中国伝統医学では、人体組織に栄養を運ぶ血液は、「気」の物質的形態とみなされます。「気」はさまざまな性質、様相を伴って現われますが、それは陰陽説(p.16-19を参照)や五行説(p.20-23を参照)のなかで体系化されています。インドのアーユルヴェーダ伝承医学にも「気」と同様のエネルギーの概念があり、それは「プラーナ(prana)」、あるいは「息」と呼ばれています。近代西洋医学には生命エネルギーに相当する概念はありませんが、指圧の根底に流れるこのような哲学的考え方は、現代の素粒子物理学の理論と相通ずるものがあります。

生命力

中国伝統医学の理論によれば、人体には3種類の「気」が存在します。「先天の気」あるいは「原気」――遺伝的に受け継がれたものから派生する「気」、「水穀の気」――水と食物から摂取する「気」、そして「外気」または「清気」――呼吸によって大気から吸収される「気」の3つです。

血液供給と同様に全身をくまなく巡る、滞ることのない「気」の流れ、これこそが健康の本質です。それは人体の各部に滋養を与え、機能を回復させ、活性化させます。反対に、「気」が衰えるとき、あるいは「気」の循環が遮断されるとき、影響を受けた器官は機能不全に陥り、衰弱と毒性の貯留が起こります。その結果健康障害のさまざまな徴候があらわれます。

五臓五腑

中国伝統医学においては、臓器の役割は西洋の伝統的考え方とはかなり異なっています。中国伝統医学において重要な意味を持つ臓器は、肺、大腸、胃、脾臓、心臓、小腸、膀胱、腎臓、心包（心膜）、胆嚢、そして肝臓です。これらの臓器はどれも、西洋医学で認識されている限定的な生理学的機能にとどまらない役割を果たすとみなされています。これらの臓器の他に更にもう1つ、物質的形態を持たない、つまり解剖学的に特定されない器官が存在します。それが三焦（3つの熱源という意味）です。これらの器官はすべて特定の身体的および情緒的状態を支配しています。これらの器官の個々の役割については、p.40-55で詳しく見ていきます。

エネルギー転移

指圧における施術者から被術者への「気」の転移については、別の次元で検討する必要があります。これについてはp. 96-97の「非接触指圧」を参照してください。

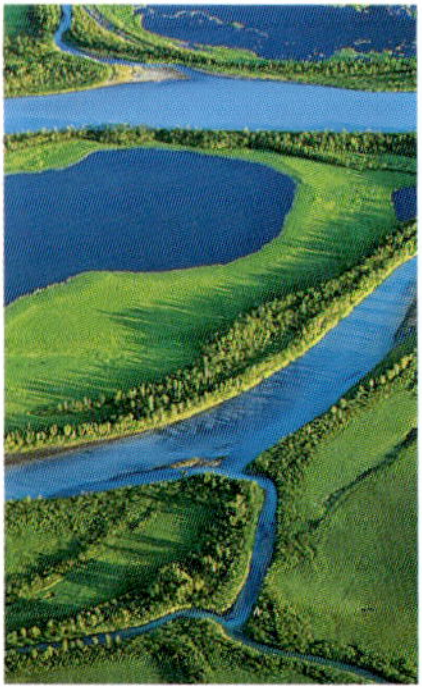

エネルギーの川

「気」が循環している経絡には、
物理的な形態は備わっていませんが、
その道筋は明確に示されています。
それは人体の表面および
深部を流れる川にたとえることができます。

エネルギーの流れ

「気」は人体をめぐる経絡を通りながら、諸器官の間に複雑な関係を形成します。体表近くを流れている12の主要な経絡(正経十二経)があり、それらは起点となる器官の名前を冠して呼ばれます。それらの経絡は身体の左右に対称的に存在し、指圧療法によって容易に治療することができます。その他に人体のもっと深い部分で「気」を運んでいる特別な経脈(奇経八脈)もありますが、そのうちの2つ、督脈と任脈が指圧の対象になります。

経絡

右ページおよび下図は、本書で言及される十四経(12の経絡と2つの経脈を合わせてこう呼びます)の大まかな道筋と標準的な略号を示しています。十四経のより詳細な図は、本書全体にわたって人体各部に対する治療法を説明するときに示しています。

十四経の略号		
肺(Lu)	心包(心膜)(HP)	膀胱(B)
大腸(LI)	三焦(三熱源)(TH)	肝臓(Li)
胃(St)	督脈(GV)	腎臓(K)
脾臓(Sp)	任脈(CV)	胆嚢(GB)
心臓(H)		小腸(SI)

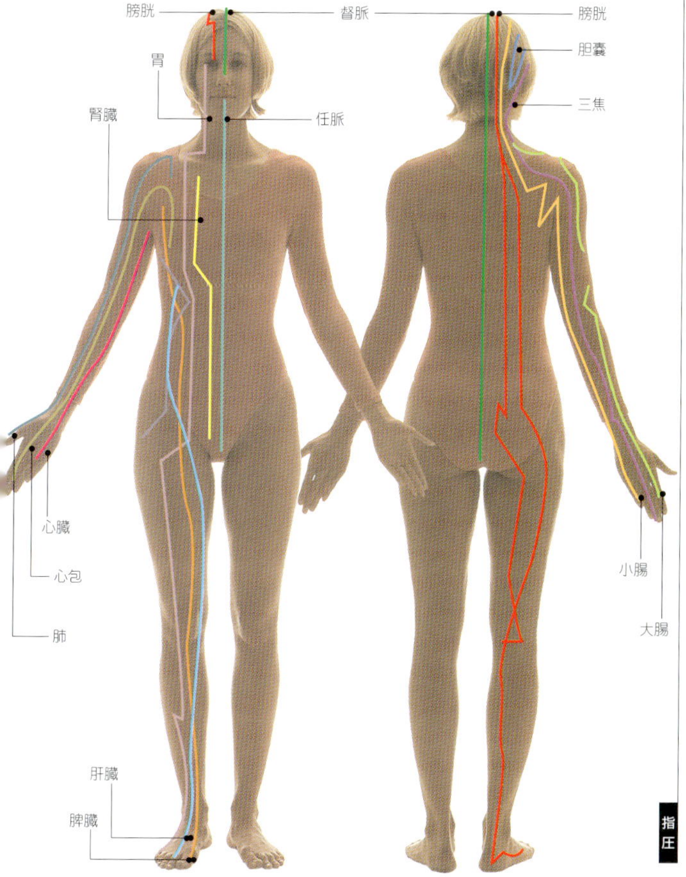
膀胱
督脈
膀胱
胃
胆嚢
腎臓
任脈
三焦
心臓
心包
肺
小腸
大腸
肝臓
脾臓

陰陽の弁別

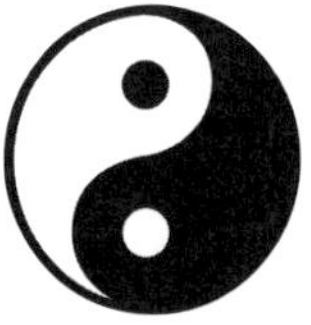

変化の種
陰陽太極図は、
「陽」の中に常に「陰」が存在し、
その逆もまた真であるということを象徴しています。

陰陽説についての最も古い記述は、古代中国の書物『易経』(BC800)にあります。陰陽説では、宇宙の「本質」である生命エネルギー「気」は、「陰」と「陽」という2つの相反する性質から成り立っています。この陰陽2つの様相は万物のなかにさまざまな割合で存在しています。

陰陽の象徴

この概念は、陰陽の象徴である太極図(taiji)に明確に示されています。太極図では、「陽」の中に「陰」の種が存在し、「陰」のなかに「陽」の種が存在しています。つまり何らかの事物の大部分が「陰」であったとしても、その状態は不変ではないということが表されています。例えば水は「陰」の物質ですが、それは「陽」の蒸気に転化する可能性を持っています。万物は「陰」から「陽」へ、「陽」から「陰」へと、変化あるいは転化する可能性を有しているという考え方、これこそが陰陽説の根本原理です。

人体における陰陽

中国伝統医学では、人体の諸側面および諸器官は、「陰」と「陽」のどちらかの性質が優勢を占めていると考えられています。人体の表側は「陰」が優勢であり、裏側は「陽」が優勢です。人体の表側には「陰」の経絡が通っており、それは「地」の「陰」エネルギーを上方へと運びます。「陽」エネルギーは「天」から四肢の裏側と背中を通って下方へ

「陰」の流れ

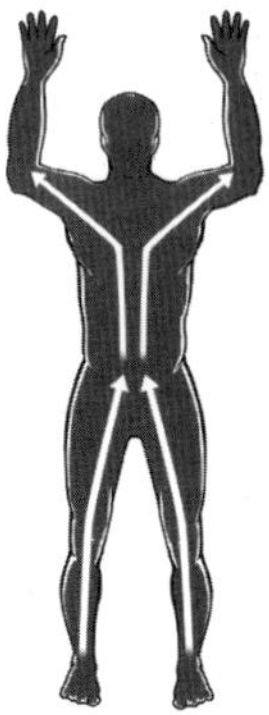

と向います。「陰」の器官は、脾臓や肝臓のように固形状の形態を持ち、主にエネルギーと血液の貯留および分配に関係しています。「陽」の器官は、胃や膀胱のように中空になっており、主に消化と排泄に関係しています。p.19も参照してください。

人体全体の、そして各器官の陰陽の不均衡・不調和が、多くの病気や、病気に対する罹りやすさの原因になっていると考えられています。指圧の目的は、「気」が循環している経絡に作用を及ぼすことによって、身体の「陰」と「陽」のバランスを回復させ、そのことによって健康を回復させることにあります。

「陽」の流れ

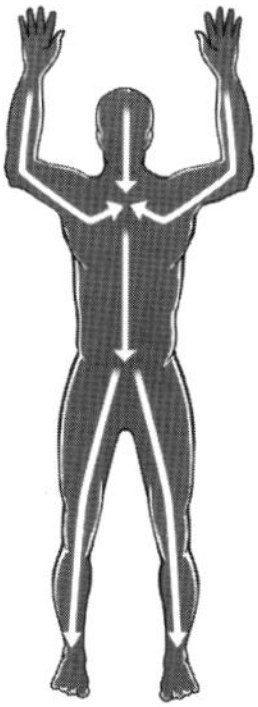

エネルギーの流れ

「陽」エネルギーは主に裏側の経絡を通って低い方へと流れます。「陰」エネルギーは表側の経絡を通って高い方へと流れます。

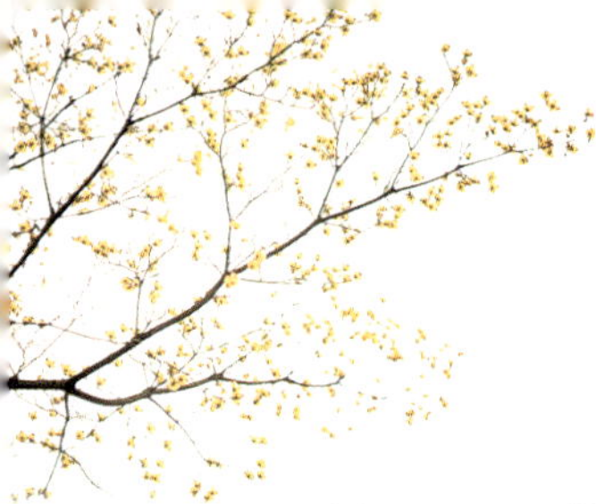

過渡期
陰陽どちらかはっきりと弁別される状態に加えて、
その間の移行過程が存在します。
例えば秋は夏から冬に移行する季節ですが、
それは「陰」が優勢になりつつある時期
とみなされます。

「陰」と「陽」

「陽」エネルギーは能動的な力と特徴づけることができます。それは変化と動きのための運動エネルギーです。「陰」エネルギーは受動的で静的です。両エネルギーとも健康にとっては不可欠です。対立しながらも相互依存的関係にある諸性質の全体系は、このような観点から弁別されます。右ページの表はその主要な例を示しています。人体の諸器官および食物に関する陰陽の区分もあわせて示しています。

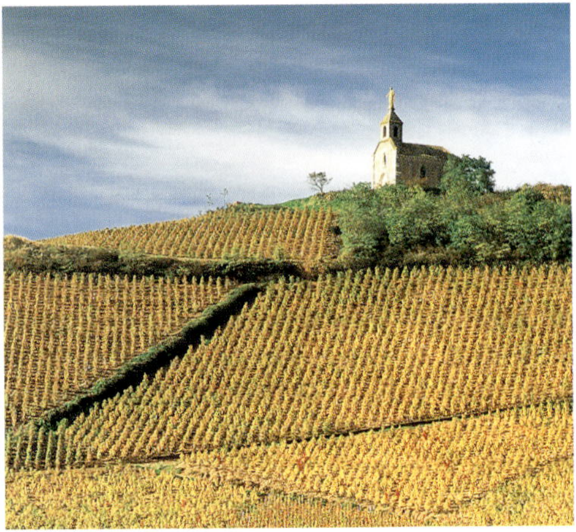

夏
この季節を特徴づける、
日の長さ、熱、蒸発、
乾燥といった性質は、
「陽」が大半を
占めています。

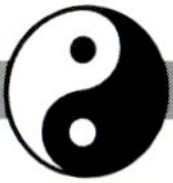

「陽」	「陰」

主要性質

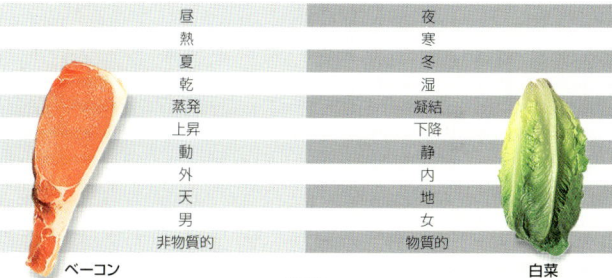

ベーコン

白菜

昼	夜
熱	寒
夏	冬
乾	湿
蒸発	凝結
上昇	下降
動	静
外	内
天	地
男	女
非物質的	物質的

器官

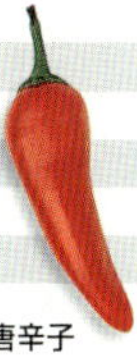

唐辛子

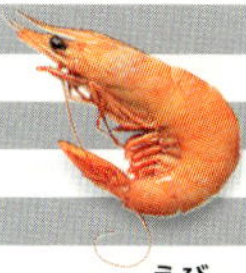

えび

大腸	肺
胃	脾臓
小腸	心臓
三焦	心包
胆嚢	肝臓
膀胱	腎臓

食物

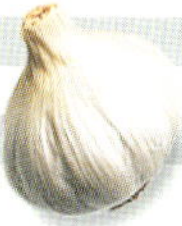

にんにく

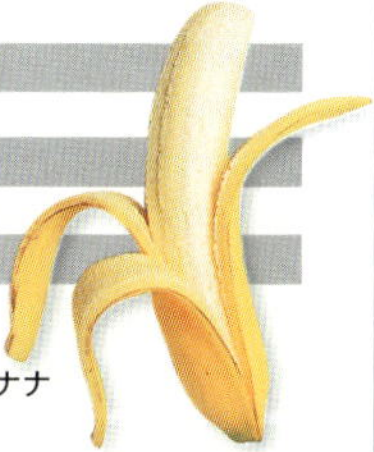

バナナ

赤肉	レタス
にんにく	バナナ
桃	貝類
コーヒー	ビール
唐辛子	トマト
根菜	りんご

中庸食物

米、木の実、葉野菜、小麦、燕麦、牛乳、卵、豆類

五行説

五行説は陰陽説とともに確立された理論ですが、それは「気」が物質界に現われる形をより精密に示しています。「気」は、「木」・「火」・「土」・「金」・「水」として特徴づけられる5つの様相（五行）のなかで現われます。五行説によって、エネルギーがどのようにして、ある状態から別の状態へと変化していくかが説明されます。

五行は自然界の諸々の性質（関係する事象）が起因するものとされ、人体および精神のさまざまな状態を支配していると考えられています。そして各行のなかに「陰」と「陽」の両方の性質が現われます。各行に対応する主要事象についてはp.23の表で示しています。

指圧療法士はこの五行説にもとづいて病気の原因を分析し、治療に際してどの経絡に重点を置くかを決定します。個別の病状に対してこの理論をどのように適用していくかについては、p.174-215で詳しく解説します。

「木」

「木」は成長および高い方への動きを象徴し、「陽」の亢進（行動の開始）と関連づけて考えられています。「木」が支配的なとき、人は自信に満ち、集中力が高まっていますが、怒りやすくなることもあります。

「火」

「火」は「陽」エネルギーが絶頂にある状態を表しています。それは心の温かさ、歓喜、激しやすさ、過度の興奮を表しています。

「土」

この行は、亢進しつつある「陰」と特徴づけられ、実りと滋養に関係しています。この行が支配的なとき、人は集中力と傾

エネルギーの5つの様相

「土」・「水」・「火」・「木」・「金」の五行は、エネルギーの異なった様相と、それらの関係を表しています。

「木」

「火」

「土」

聴力（人の言葉に耳を傾ける力）を得ますが、同時に、不安と精神的苦悩に襲われることもあります。

「金」

「陰」が優勢を占めており、境界あるいは転換点を表しています。人間では、肯定的な側面としては、良好なコミュニケーション、個性の確立として特徴づけられますが、否定的な側面としては、保留、撤退、防御として特徴づけられます。

「水」

「水」は「陰」が最も優勢を占めている行で、常に最も深い場所に沈潜しています。それは成長のための力と可能性を蓄積しています。「水」は巨大な力となって流れることがあることから、意志と自信の強さを表しますが、同時に恐怖も含んでいます。

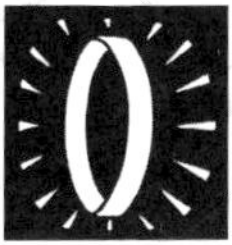
「金」

「水」

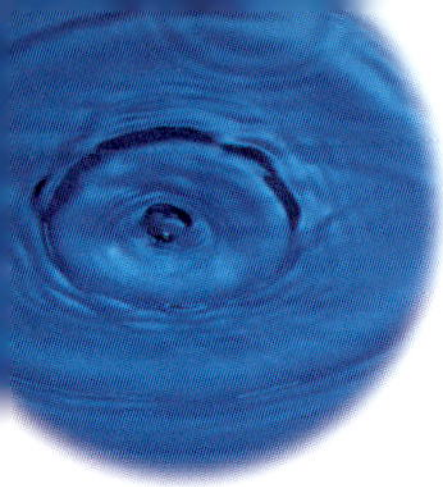

「水」
「水」の行は静止へと向かう性質を持っていますが、大きな力を行使することもできます。「水」は「木」を養い「火」を抑制します。

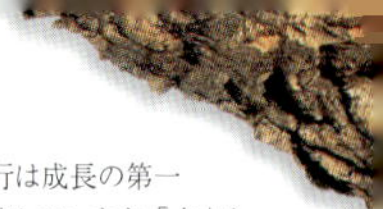

「木」
「木」の行は成長の第一段階を表しています。「木」は「火」の元となり、「土」を安定させます。

動的過程としての五行

右ページの、五行と自然界および人体との関係を示す表は、参考資料として示したものです。この表を使いながら、あなたはさらに指圧の原理にしたがって、観察するさまざまな身体的・精神的状態を各行に弁別していくことができます。指圧に精通していくにしたがって、あなたはあなた自身と他人の内部で生じている変化を、五行説の考えにもとづいて観察することができるようになります。特別な時間が訪れたとき、いまどの行が優勢にあるかを自問する練習を行うといいでしょう。

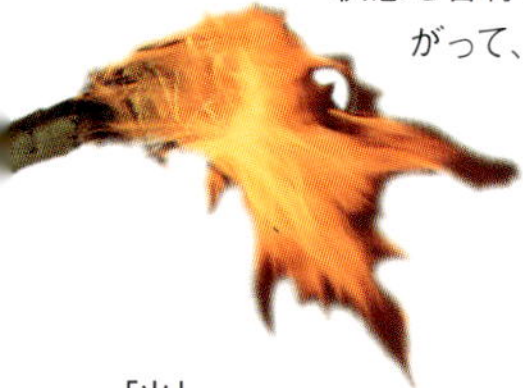

「火」
心の温かさ、興奮しやすさが「火」の行の暗示するものです。「火」は「土」を豊かにし、「金」を溶かします。

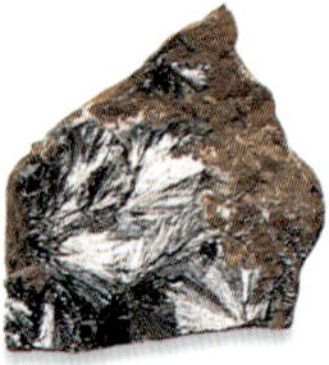

「金」
「金」の行は境界、あるいは変化を導く転換点を象徴しています。「金」は「水」を凝結させ、「木」を切ります。

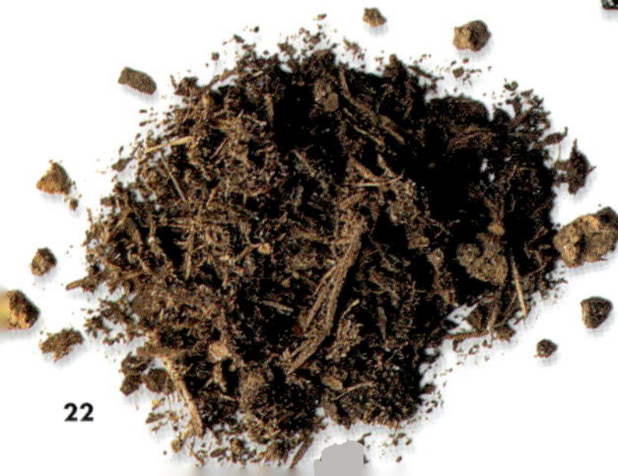

「土」
「土」の行は実りと滋養に関係しています。「土」は「金」を含有し、「水」の流れを抑制します。

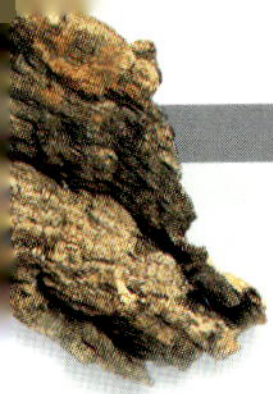

五行と自然界および人体の関係

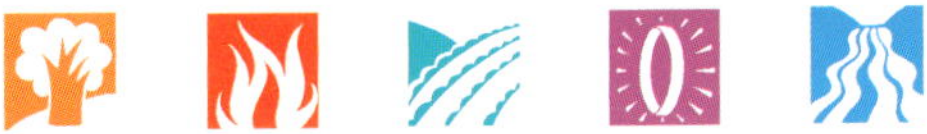

	「木」	「火」	「土」	「金」	「水」
方角	東	南	中	西	北
季節	春	夏	晩夏	秋	冬
生命周期	誕生	成長	実り	収穫	蓄蔵
気候	風	暑	湿	乾	寒
色	緑	赤	黄	白	濃藍
味	酸	苦	甘	辛	鹹(塩辛い)
「陰」の器官	肝臓	心臓	脾臓	肺	腎臓
「陽」の器官	胆嚢	小腸	胃	大腸	膀胱
感覚器官	眼	舌	口	鼻	耳
体液	涙	汗	唾液	鼻汁	尿
人体組織	靭帯・腱	血管	筋肉	皮膚	骨
声	叫	笑	唄	泣	呻
感情	怒	喜	哀	嘆	怖
精神の様態	霊的魂	理性	知性	肉体的魂	意志

エネルギーの流れを変える

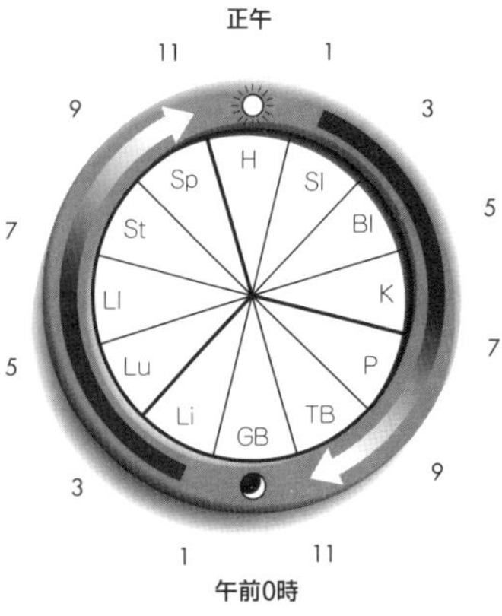

中国時計
「気」の流れは1日を通じて均一というわけではなく、
経絡によって、また器官によって絶頂を迎える
時間が異なっていると言われています。

指圧の目的は、人体の外部から容易に作用を及ぼすことができる経絡を通じて、「気」の流れを調整することにあります。基礎的段階では、それは人体の特別な点に圧を加えたり、さまざまな形の伸展や回転を通じて経絡を「開く」ことによって達成されます。熟達してくれば、あなた自身やあなたが治療する人の身体に生じている、微かな「気」の揺れを感じることができるようになります。さらに指圧によって、施術者から被術者へと癒しのエネルギーを転移させる方法を会得することができるようになります。

経絡を開く

人体のエネルギー経絡は、それを取り巻く筋肉や組織の状態に影響を受けます。筋肉の張りや関節の硬直は、エネルギーの自然な流れを滞らせます。指圧の準備体操として実施する真向法体操は、そのような滞りを解消するものとして考案されています。指圧の基本療法の中に取り入れられている伸展や回転もまた、経絡を開く目的で行われます。

圧の効果

「気」は、いくつもの浅瀬の間を流れる川の水のように、経絡の中を流れているとビジュアライズすることができます。「川の流れ」のところどころに、水がスムーズに流れない場所や、遮られている場所があります。指圧では、このように流れが滞ったり、渦を巻いたりしている場所のことをツボと呼びますが、その部分に圧を加えることによって、「気」の流れを整えることができるのです。圧を加えるとき、人体の多くの部位を使うことができます。拇指（親指）、掌（手のひら）、指、肘、膝、足などです。本書では手を使った治療に重点を置いていますが、それは手が他の部位に比べ圧のコントロールが容易だからです。

時間

「気」の流れは経絡ごとに、また器官ごとに、絶頂を迎える時間が異なっていると言われています。指圧療法士の中には、特定の経絡を治療する場合、「気」が絶頂に達しているときに施術するのが最も効果的であると考える人もいます。しかしこれはあまり実践的とは言えません。熟達した療法士は治療の効果を高めるため、1日のうちで症状が最も現われやすい時間帯を考慮に入れます。

真向法体操

指圧の準備体操として実施する真向法体操は、エネルギーの自然な流れを促し、それにより施術者と被術者の双方に有益な効果を生み出します。真向法体操についてはp.40-55で詳しく解説します。

ツボとは何ですか？

ツボ（経穴）とは、エネルギーの流れに影響を及ぼすことができる経絡上の開口部のことです。ツボの多くは経絡に沿った特定の場所に存在しており、鍼で用いるツボと関連性をもっています。ツボの名前はそれが位置している経絡の名前に因んでつけられており、連続した番号を与えられています。例えば“LI 4”は大腸経絡の4番目のツボを示しています。経絡上にないツボもいくつかあります。

ツボ

ツボ

ツボの位置を確認する

ツボは「気」の流れに作用を及ぼすことができる経絡上の点です。その点に圧を加えることによって、エネルギーの流れの様相を変えることができます。

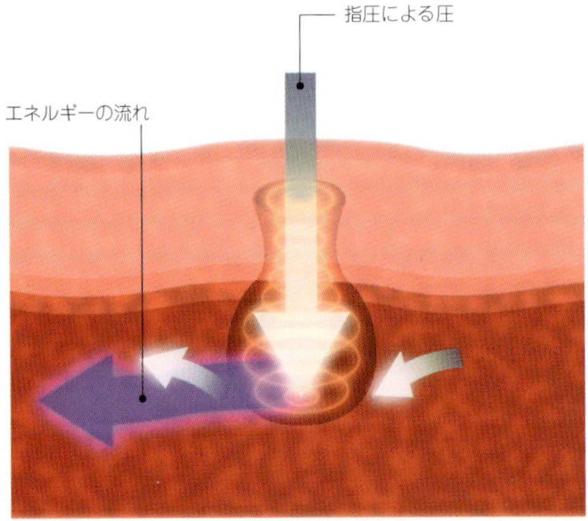

ツボのイメージ

ツボは目で見ることはできませんが、皮膚の下にあるポケットあるいは穴のようなものとしてイメージすることができます。圧してみて気持ち良く感じたり、被術者が満足するようなら、正しくツボを圧していると考えていいでしょう。十分に開いたかなり大きなツボもあれば、かなり小さなツボもあります。ツボが身体的緊張によって塞がれることによって、不快感が生じたり、少し触れただけで痛みが走るような状態になることがあります。塞がれたツボには絶対に圧を加えないようにします。

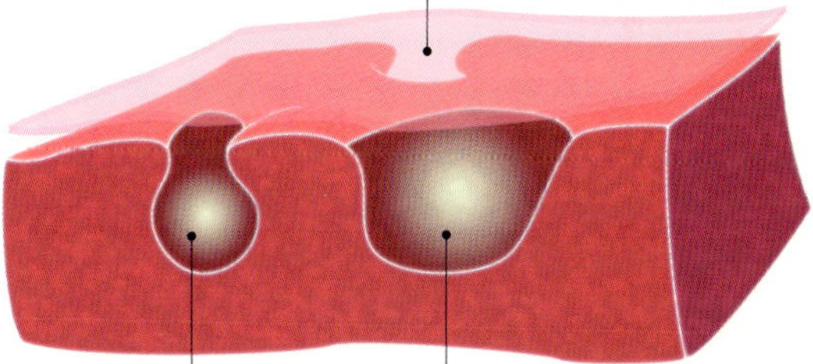

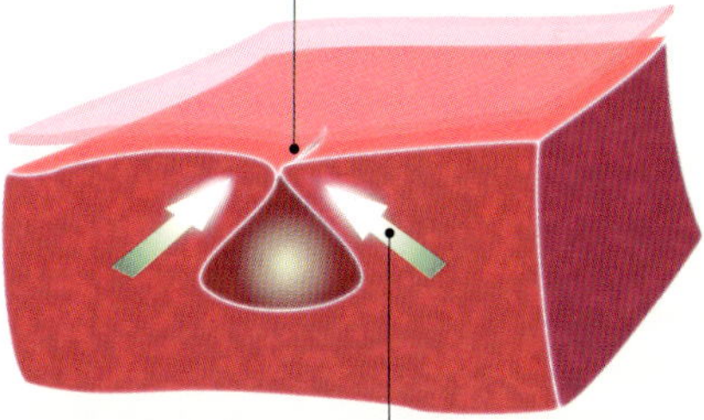

エネルギーの不足と充実

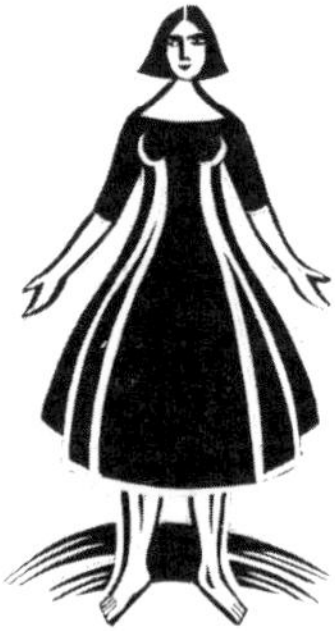

全人《ぜんじん》

指圧は全体論的な考え方をとります。それは単に病気を治療するだけでなく、健康な身体を取り戻させるために人の全体を治療します。

指圧理論によれば、人間の身体は常に均衡の取れたエネルギー状態を維持しようと努力しています。均衡の崩れは、体内の「気」の流れの滞りや、温度変化などの外部的要因が原因となって惹き起こされます。

特定の経絡やツボにおけるエネルギーの大きな不足は、「虚」という概念で表されます。この「不足した」エネルギーの状態は、釣り合いを取るために、同一の経絡内か、あるいは他の関連した経絡内で、相補的な過剰作動状態(「実」と呼ばれます)を惹起します。

結果

健康と病気という観点から見ると、「虚」の状態は、対応する「実」の反作用の結果として種々の症状を惹起します。この仕組みを説明するために、さまざまな比喩が用いられます。例えば食物の不足は、空腹——「虚」の状態——を作り出しますが、他方では食物を探し出すために使うエネルギーの増大——「実」の状態——を作り出します。食物を探し出すための努力は、同時に他の仕事の放棄を意味し、こうして「虚」と「実」の悪影響の連鎖が続きます。食物に対する基本的な不足が解消されるならば、放棄されていた他の仕事が正常に戻されます。

再調整

人体の経絡の内部においては、さまざまな部分で「虚」や「実」の状態が作られています。多くの場合、人体は自分自身でエネルギーの再調整を図りますが、時々、外側から効果的に作用を加えない限り元に戻すことができないといった不均衡が生ずる場合があります。「虚」の状態は相対的に「空白」で受動的状態ですから、それが惹起する「実」の反作用ほどには症状となって現われません。「実」の反作用は、多くの場合関連するツボに張りと痛みを惹き起こします。そのような状態にあるツボは、指圧の施術者には閉じていると感じますが、そのツボには圧を加えてはいけません。その場合は、「補法」──関連する「虚」のツボに一定の圧を加える──によって再調整するのが良いとされています。それによって「気」の流れをその部分に引き寄せ、エネルギーの「不足」を補い、症状を生み出す相補的な「実」の反作用を鎮めることができます。指圧の基本技法のほとんどは、「気」が不足している部分に対する「補法」によって行われます。

両手操法

三角形のエネルギーの流れを作るために両手を使う技法は、「虚」と「実」のツボに対して特に有効です──p.84-85を参照。

「虚」と「実」の不調和

熟達した指圧療法士は、治療にあたって「虚」と「実」の不調和が生じている部分を正確に特定することができ、可能な限りそれを再調整します。大抵の場合、そのような部位を正確に特定することができるようになるまでには、かなりの時間がかかります。またそのためには、施術者と被術者の良好な意思疎通が不可欠です。治療効果についての被術者からの正直な感想が、あなたの技術を向上させる大きな助けになります。

補法《ほほう》

基礎的指圧の大部分は、緩慢で軽微な刺激を与える補法によって行われます。それは「気」が不足していると見られる部位に向かって「気」の流れを増進します。該当するツボに一定の力で静かに圧を加えていきます。この技法は力に頼るのではなく、感覚を研ぎ澄まして行うことが肝要です。圧のかけかたについては、p.80-97で詳しく解説します。

瀉法《しゃほう》

「実」のツボに対しては多くの場合、擦《さす》るように触れることが効果的です。最も効果的な方法は、その部位に手のひらをやさしく置くことです。そのまましばらくじっとしていてもいいですし、軽く一定の速さで擦るほうがより効果的な場合もあります。瀉法は多くの場合、関連する「虚」の部位に対する補法と組み合わせて用いると効果的です。

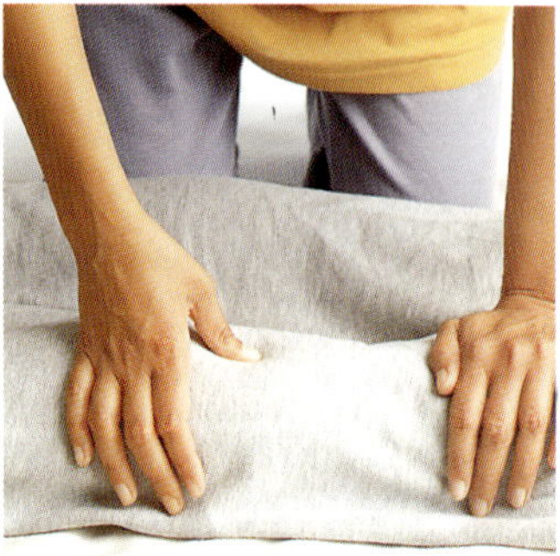

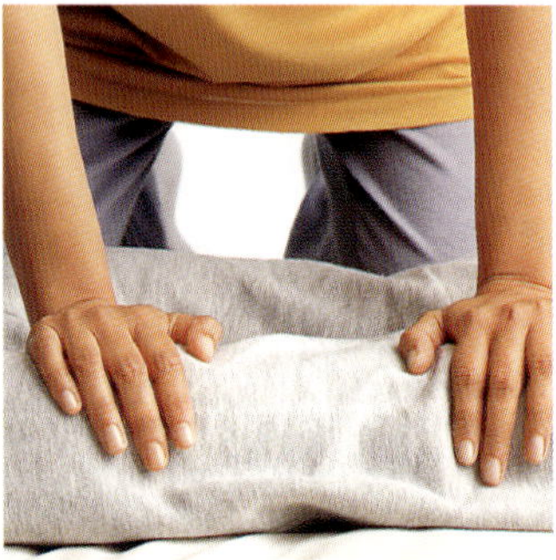

放散

通常「実」の部位に対しては、補法を適用しませんが、症状によっては瞬間的に圧を加え、その部位に集まっている過剰なエネルギーを放散させることによって治療する場合があります。この技法は一般に、急に発症した(急性の)症状に対して効果的です。この場合効果を持続するためには、関連する「虚」の部位に対する補法の適用も必要です。

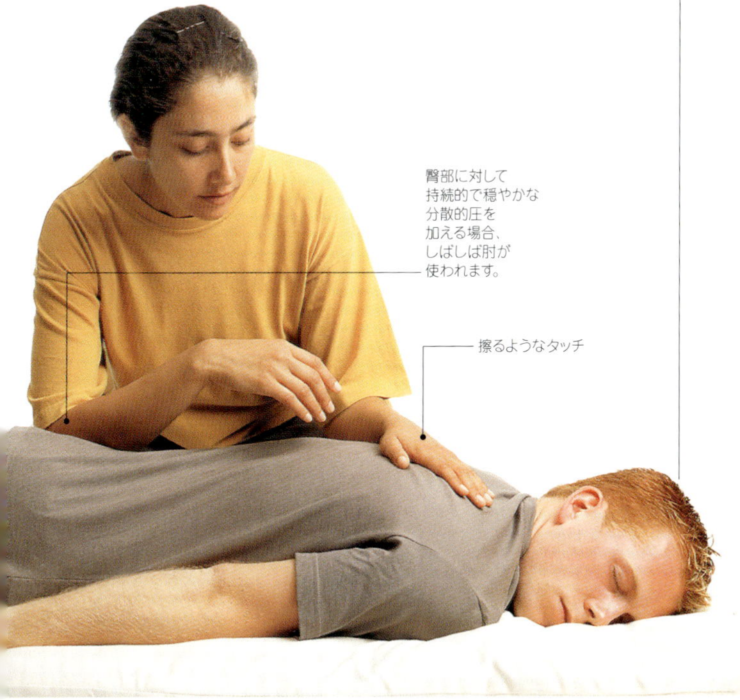

臀部に対して持続的で穏やかな分散的圧を加える場合、しばしば肘が使われます。

擦るようなタッチ

指圧と西洋医学

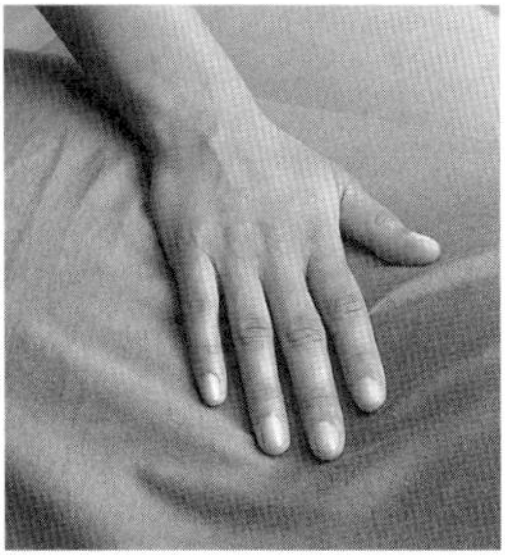

パワー・オブ・タッチ
あらゆる文明のなかで、身体的接触には肉体的苦痛や精神的苦悩を和らげる慰めや鎮静、癒しの効果があることがさまざまな形で伝承されています。

指圧の根底を流れる思想の多くは、一見したところ近代西洋医学の考え方と相容れないように思われます。なぜなら、近代西洋医学には人体のエネルギー循環という考え方が存在しないからです。しかしながら、身体の触れ合いが生み出す健康上の効果についての考え方は、東洋と同じように西洋でも文化のなかに脈々と受け継がれてきました。私たちは皆身体に触れることの癒しの効果を知っています——私たちは「痛いところを擦って癒す」ことができますし、悲嘆にくれている人や痛みを感じている人に、軽く抱擁することで慰めを与えることができるということも知っています。高度な科学技術にもとづく西洋医学は、こうした本能的な行動が生み出す治療効果を無視しているようにみえますが、現在ではますます多くの権威ある医学的研究が、指圧療法などの有効性を証明する生理学的メカニズムを明らかにしつつあります。

自律神経系

自律神経系は、呼吸、消化、血液循環などの人体の無意識的な活動を制御しています。それは交感神経系と副交感神経系の2系統によって構成されていますが、それらは種々の器官において相補的に作用し、均衡の取れた活動ができるように働いています。交感神経系は危機に直面していることを知覚したとき、人体を行動に向けて準備させます——いわゆる「闘争もしくは逃走」反応を起こします。一方副交感神経は、種々の人体機能を休息と資源の補填へと向かわせます。

指圧の効能

指圧は自律神経系のなかの副交感神経に刺激を与え、多くの病気や身体的不調の原因と考えられるストレス由来の身体的緊張をほぐし、均衡を回復させる効果があります。痛みを伴う緊張した筋肉に対する指圧の局所的な効果については、現代医学の「ペイン・ゲート説」がその理論的裏付けを与えています。痛みの感覚はキズを受けた部位から発信され、神経線維を通じて脊髄および脳へと伝達されます。もし痛み以外の、例えば圧力のような他の感覚を運ぶ信号が、脊髄に達する過程で痛み信号と競い合い、痛み信号を妨害することができれば、痛みの感覚を遮断することができるというわけです。

関節痛

関節の痛み・硬直に対する基礎療法についてはp.188-191で詳しく見ていきます。

指圧療法の準備

ほとんどすべての人が指圧の施術者あるいは被術者になることができます。とはいえ、p.101で述べている一般的な注意事項については必ず確認しておいてください。指圧は身体的接触によって癒しの効果を与えたり受け取ったりすることができるという、人間の本質的能力にもとづいた療法です。

指圧の可能性を最大限発揮できるようになるには、長い年月の学習と訓練が必要ですが、基礎的な療法については誰もが学ぶことができます。そして、その新しく学んだ技法で家族や友人に有益な効果を与えることができます。まず何よりも大切なことは、自分自身の身体を痛めることなしに、被術者の身体各部に正確に手を当て、力を加えることができるようになるため、基礎的な体力と柔軟性を身につけることです。必要で十分な準備がなされているならば、ほとんどすべての人に指圧の効能を与えることができます。

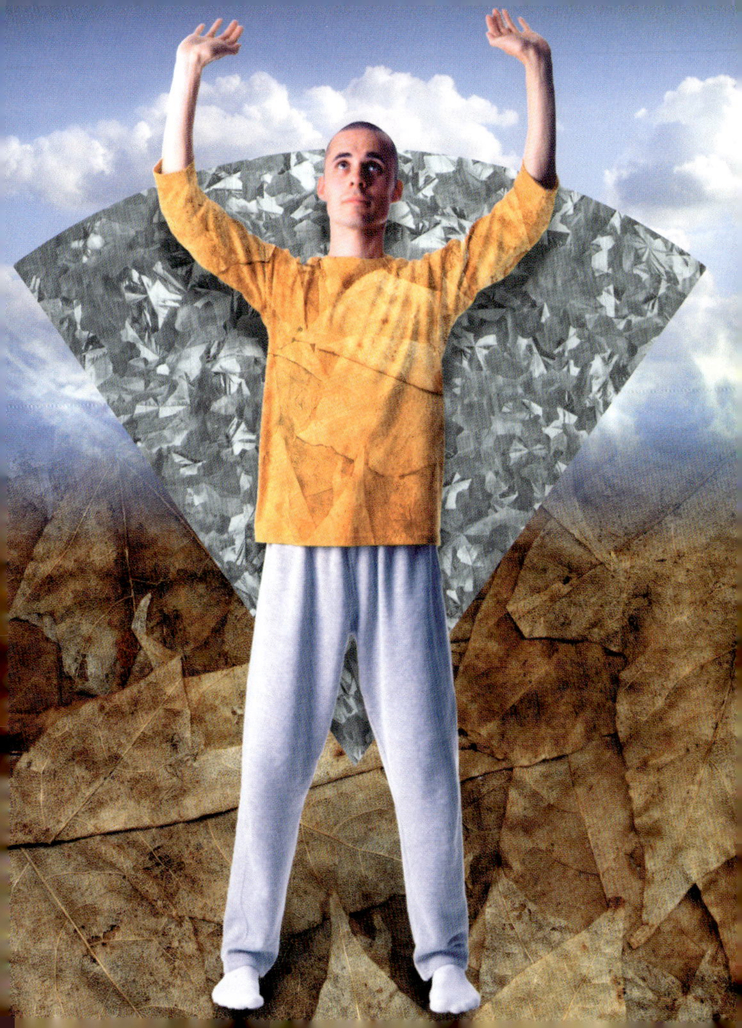

心の準備

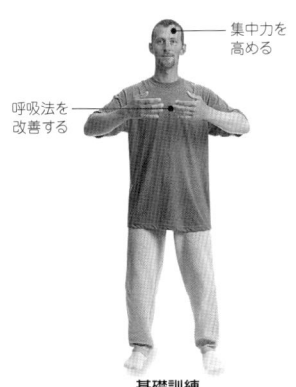

基礎訓練
指圧の効力を高める
体系的訓練の1つに、気功があります。
それは動きを通じた瞑想の1つの形態です。

指圧はあなたの全神経と全エネルギーを、被術者とあなたの手技に集中させることによって成立します。もしあなたの心が別の考えや心配事にとらわれ分散されるなら、治療効果は不充分なものとならざるを得ません。すなわち、被術者の身体的緊張や受容性の微妙な相違を感じながら、あなたの手技を精密に調整していくことができなくなり、その結果ツボに対する圧の加減を巧みに調節することができなくなります。被術者との言語的あるいは非言語的なコミュニケーションを効果的なものにするために、心を豊かにする修行を積むことも大切なことです。

瞑想（メディテーション）

精神的リラクゼーションを深め、集中力を高めるため、瞑想の方法を学び実践することは非常に有意義です。さまざまな形の瞑想や、効果的な呼吸法を身につけるための訓練、これらはすべて指圧に向けて心を準備するのに効果があります。

呼吸法

呼吸は根本的な生命活動です。呼吸法を改善することによって、集中力を高め、肉体的スタミナを増大させることができます。たとえあなたが初心者であったとしても、指圧の施術者であるあなたは、被術者の身体エネルギーの流れを促進させるために、あなたの心と身体のエネルギーを最大にしておく必要があります。施術者が疲れて気力が衰えているとき、人に効果的な治療を施せるはずはありません。p.39に示した基本的な呼吸法訓練を日課の1つに取り入れましょう。

「念(マインドフルネス)」

指圧の効能を高めるもう一つの精神的鍛錬は、「念(マインドフルネス)」の力を高めることです。これはあなたが現在行っていることに対して、たとえそれが野菜を刻むといった平凡なことであっても、その細部にわたって「気」を配るということを意味します。あなたの精神のすべてを手技に集中させる訓練——例えば、野菜の皮を向いたり薄く切ったりするとき、野菜の手触り、色や形、包丁に伝える圧力の変化、こういったものに神経を行き渡らせる訓練——を行います。

このような方法によって神経を一点に集中させることができるようになれば、あなたは未来についての憶測、過去の記憶、他の場所で起こっていることへの気がかり、こういったものを心から追い出すことができるようになります。そのことによってあなたはあなたの周囲の人々や事物に対して、より親密に関わることができるようになり、観察力と共感する力——それは良い指圧療法士になるための不可欠な資質です——を養うことができます。あなたの心にある外部への思考を完全に空にし、選択した焦点に対して集中することができるようになれば、指圧を実践するときのあなたの感性をさらに一層高めることができるようになります。

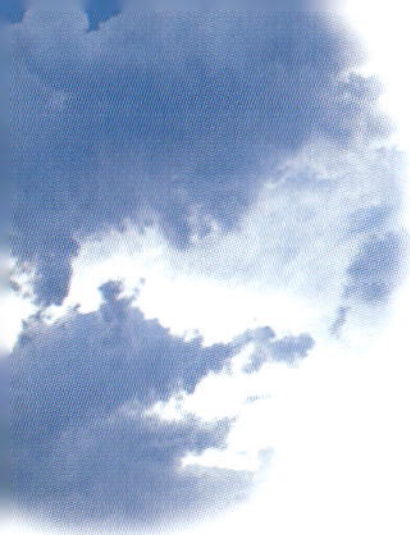

集中

瞑想訓練によって容易に精神を集中させることができるようになり、正しい呼吸法が身につきます。

精神集中技法

初心者のための最も効果的な瞑想訓練のいくつかは、意識呼吸法の修得を含んでいます。それは指圧を実践しようとするものにとって、特に有意義な訓練です。というのは、それは「腹《ハラ》」（p.68を参照）に意識を集中させる訓練でもあるからです。もし可能なら、誰にも邪魔されることのない時間帯に、静かな部屋で瞑想することを日課にしてください。無理のない呼吸ができるように、最もリラックスできる楽な姿勢を選びます。

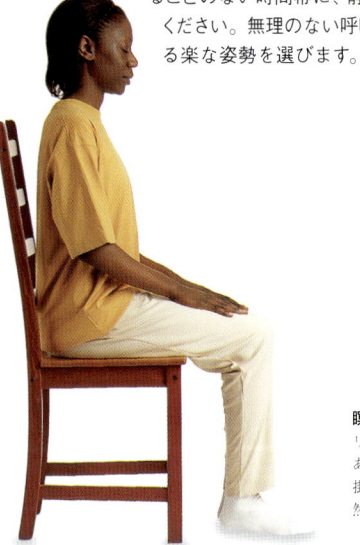

瞑想の姿勢

リラックスできる楽な姿勢を選びます。床の上であぐらを組んでも、横臥の姿勢でも、椅子に腰掛けても構いません。ただし必ず無理のない自然な呼吸ができる姿勢を選びます。

眼を閉じます
鼻で息をします
腹部を楽にします

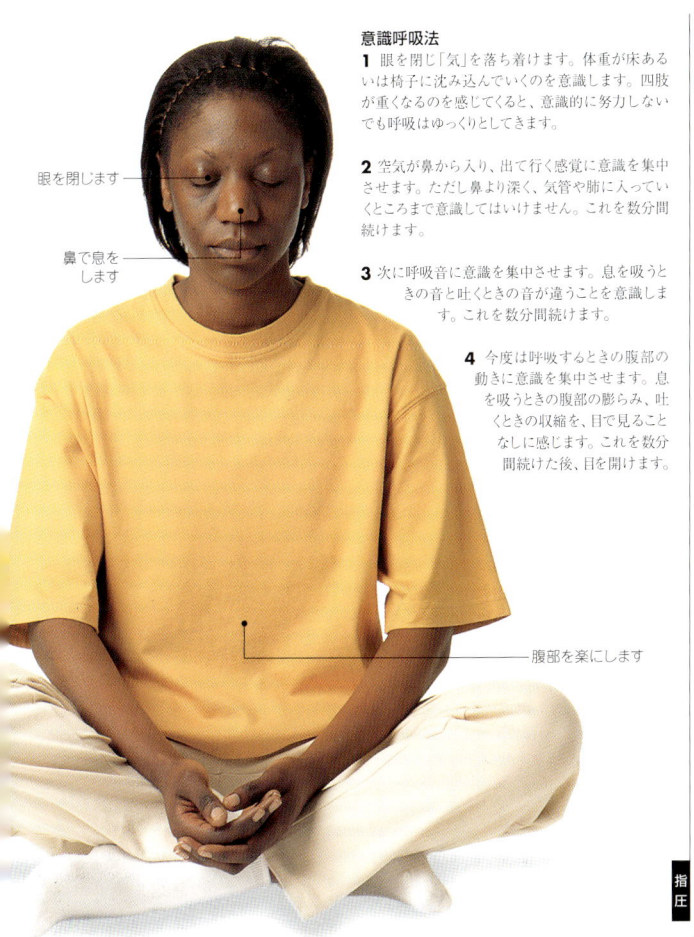

意識呼吸法

1 眼を閉じ「気」を落ち着けます。体重が床あるいは椅子に沈み込んでいくのを意識します。四肢が重くなるのを感じてくると、意識的に努力しないでも呼吸はゆっくりとしてきます。

2 空気が鼻から入り、出て行く感覚に意識を集中させます。ただし鼻より深く、気管や肺に入っていくところまで意識してはいけません。これを数分間続けます。

3 次に呼吸音に意識を集中させます。息を吸うときの音と吐くときの音が違うことを意識します。これを数分間続けます。

4 今度は呼吸するときの腹部の動きに意識を集中させます。息を吸うときの腹部の膨らみ、吐くときの収縮を、目で見ることなしに感じます。これを数分間続けた後、目を開けます。

準備体操と真向法

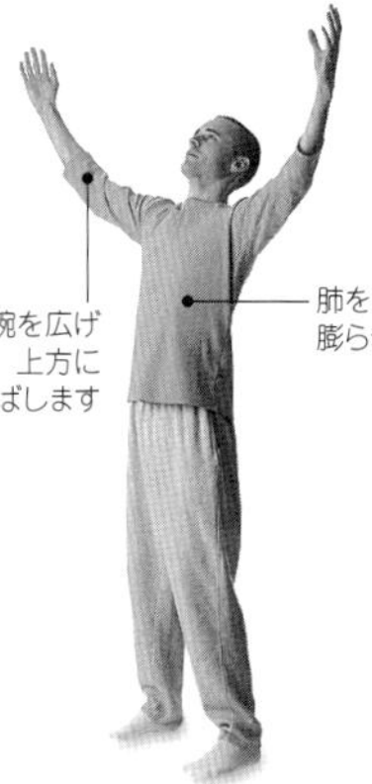

腕を広げ
上方に
伸ばします
肺を
膨らませます

始める前に

腕を上方外側に向けて伸ばし、
深く息を吸います。息を吐き出しながら、
腕の力を抜き、下に降ろします。

指圧の効果を高めるために、特別に筋力を鍛えなければならないということはありません。しかし相応の身体の柔軟性は必要です。身体を柔らかく保つことにより、自らの身体を痛める危険を回避することができますし、指圧の力を常に正確にコントロールすることができ、被術者を傷つけたりケガをさせたりする危険性をなくすことができます。

真向法体操

指圧の前の身体を整えるための準備体操には、さまざまな形のものがありますが、特に東洋の伝統から生まれてきたヨーガ、太極拳、気功などが最適です。そのなかでも現代指圧の創始者増永(p.8-9を参照)によって考案された独特の体操、真向法体操は特に有効です。この体操により、身体をめぐる「気」の流れを整え、関節を柔らかく保つことができます。この体操は簡単で無理なく実践できますから、施術者、被術者双方が毎日行う体操として最適です。治療の合間に、日課として実践することができる体操を、指圧を施している相手に教えるといいでしょう。それにより、あなたの指圧の効果はさらに高まります。

日課

どの経絡に効果があるかということによって、真向法体操は以下のページのようにグループ分けされています。日課として以下の体操を最初から順を追ってするといいでしょう。また、どの身体器官、経絡に「気」の乱れが生じているかはわかっているが、周囲にそれを治療してくれる人がいないというとき、その経絡に関連した体操を行い、それを開くことによって症状を緩和することができます。真向法体操には特別な器具は必要ありません。ゆったりとした楽な服装をするだけでいいのです。すべての体操において、過負荷がかからないようにします——どの動きにおいても、苦しいと感じるような力を加えてはいけません。人によっては、写真のように身体を伸展させることができるようになるまでには、かなりの練習が必要とされる場合もあります。

最初に行う体操(次ページに示しています)は、肺経絡と大腸経絡に関連するものです。肺経絡は人体の生命エネルギーの源泉である呼吸を支配しています。大腸経絡は排泄に関係していますが、呼吸機能にも関係しています。これらの経絡の片方あるいは両方に生じる「気」の乱れは、概してストレスや座ったままの生活スタイルに起因しています。

真向法体操その1

肺経絡の中で、手で触れることができる体表近くを通る部分は、鎖骨から発して腕の内側を通り拇指に達しています。大腸経絡は人さし指から発し、腕の外側の端を通って肩に向かい、さらに首を上って鼻に達します。この運動は両経絡の「気」の流れを増大させます。ただし、背中や腰に痛みがあるとき、あるいは血圧が異常に低いときは、どのような状況でもさし控えます。

肺経絡および大腸経絡

これらの経絡は「金」の行に属しています。

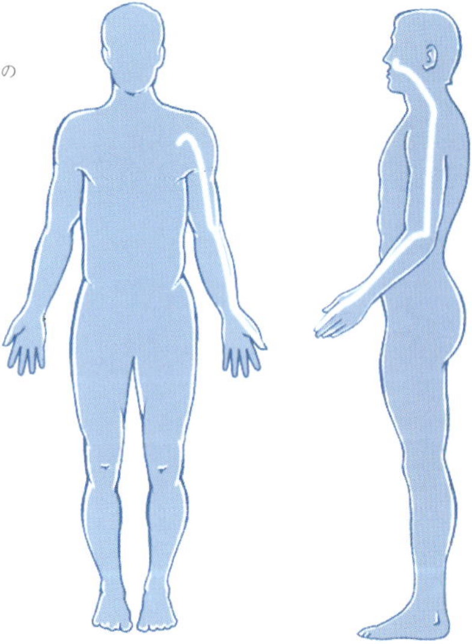

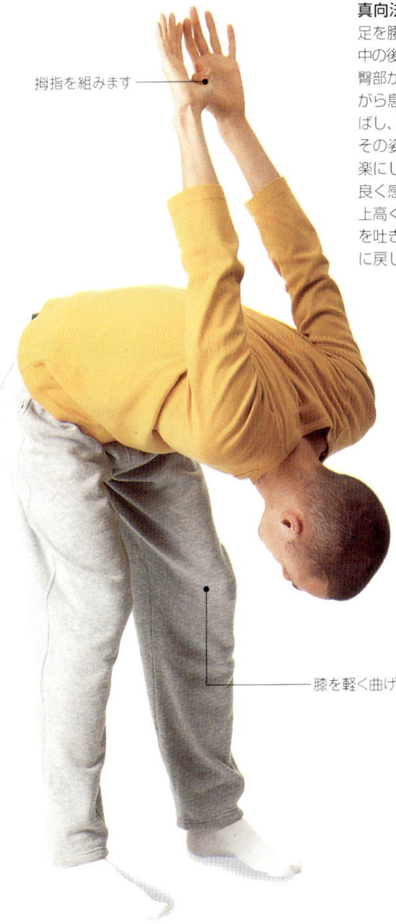

真向法体操—肺

足を腰の幅に開き立ちます。背中の後で両手の拇指を組みます。臀部から身体を前に折り曲げながら息を吐き出します。腕を伸ばし、膝は軽く曲げておきます。その姿勢で数回呼吸し、身体を楽にして伸展させます。気持ち良く感じるところまで、腕を頭上高く持ち上げます。最後に息を吐き出しながらゆっくりと元に戻します。

胃および脾臓

胃および脾臓は「土」の行に属しています。この2つの臓器は、エネルギー（「気」）と血液を増加させる、食物からの栄養摂取に関係しています。指圧理論では、血液は「気」の物質的形態で、肉体的成長の維持と、全人体システムへの栄養補給に大きな役割を果たしています。この後の方の役割に関しては、西洋医学における考え方と一致しています。栄養補給という血液の働きは、慢性病で特に重要な意味を持つ胃および脾臓の経絡のエネルギーの流れを整えることによって、増進させることができます。両経絡とも身体の前面にあります。

胃経絡

胃経絡は「陽」に属していますから、そこを通る「気」の流れは、低い方へと向かっています。「気」の乱れは、上方への異常な流れを生み出し、頭痛、嘔吐、吐き気といった症状を惹き起こす場合があります。胃経絡は鼻の横から発し、口の中へと伸び、髪の生え際を通って上へと伸びています。また別の枝は、顎から喉へと下がっていきます。この下に向かう分枝は、喉から鎖骨に沿って横に進み、つぎに胸部から腹部へと下がっていきま

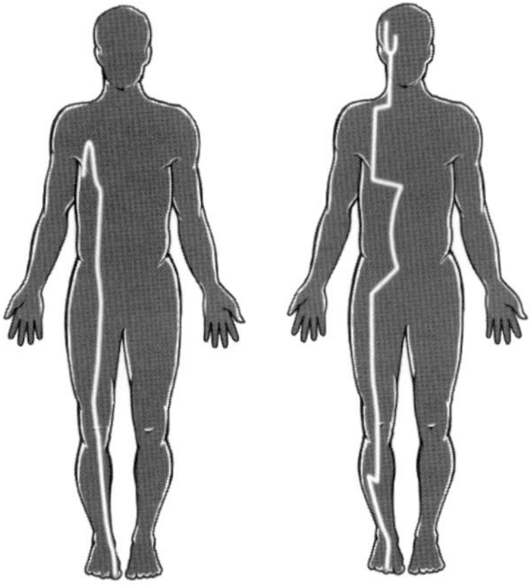

脾臓経絡　　胃経絡

脾臓経絡および胃経絡
両経絡とも「土」の行に属し、身体の前面を通ります。

す。鼡径部から外向きに転じ太腿部の前面に出て、そのまま足の表側を通って足第2指の表側で終わります。

脾臓経絡

脾臓経絡は「陰」に属し、食物から摂取した水穀の「気」を上方の臓器や筋肉に運びます。脾臓に不調和が生じると、消化不良、食欲不振、虚弱、生理不順などの症状が起こります。体表を通る経絡は、足第1指の内側を起点とし、足の内側を伝い、ふくらはぎと太腿部の内側を上っていきます。鼡径部から下腹部に入り込み、臍の横でいったん体表に現われた後、再度腹部に入り、脾臓と胃を経由します。胃から体表に戻り、肋骨の上を通って腋へ向かい、鎖骨の下で肺経絡と連結します。

真向法体操その2

胃と脾臓を調和のとれた状態にするため、以下の体操を行います。この体操は、集中学習のような知的な作業を行っているときに特に有意義です。脾臓は知的活動を支配していますから、そうした状況下で過重なストレスが加わる場合があります。食事が不規則になると、状態はさらに悪化します。この2つの経絡を開くことによって、エネルギーのバランスを再調整することができ、集中力を回復し、ストレス由来の消化不良を治すことができます。

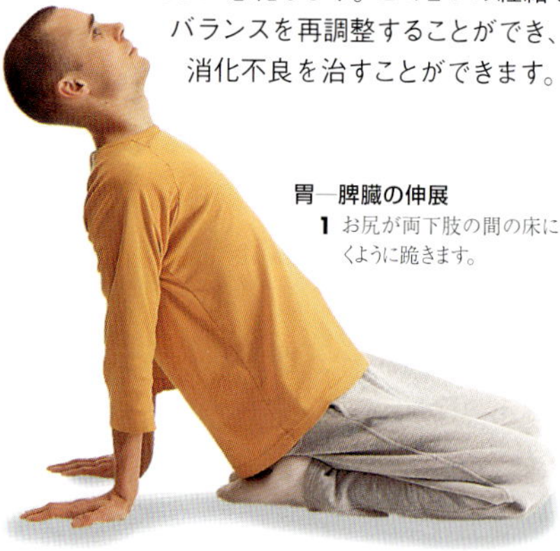

胃—脾臓の伸展

1 お尻が両下肢の間の床につくように跪きます。

2 息を吐き出しながら後ろに身体を傾け、最初は床についた両手に、次に平たく伸ばした前腕に体重をかけます。深く呼吸し、頭を後ろに下げ、胸を開いて楽な姿勢をとります。身体が柔らかく苦痛を感じないときは、そのままさらに背中全体が床につくまで身体を後ろに倒します。最後の姿勢のままゆっくりと3回呼吸し、静かに最初の姿勢に戻ります。

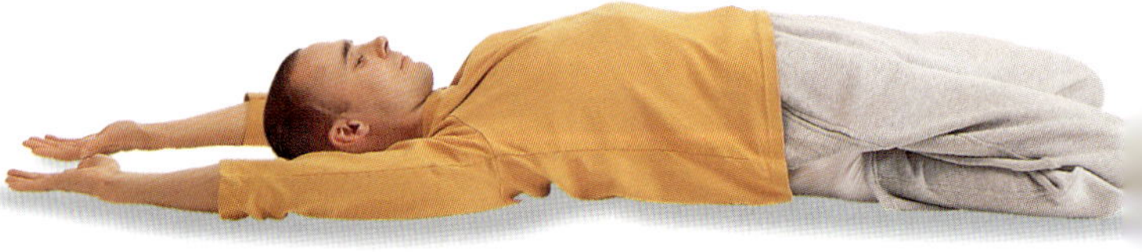

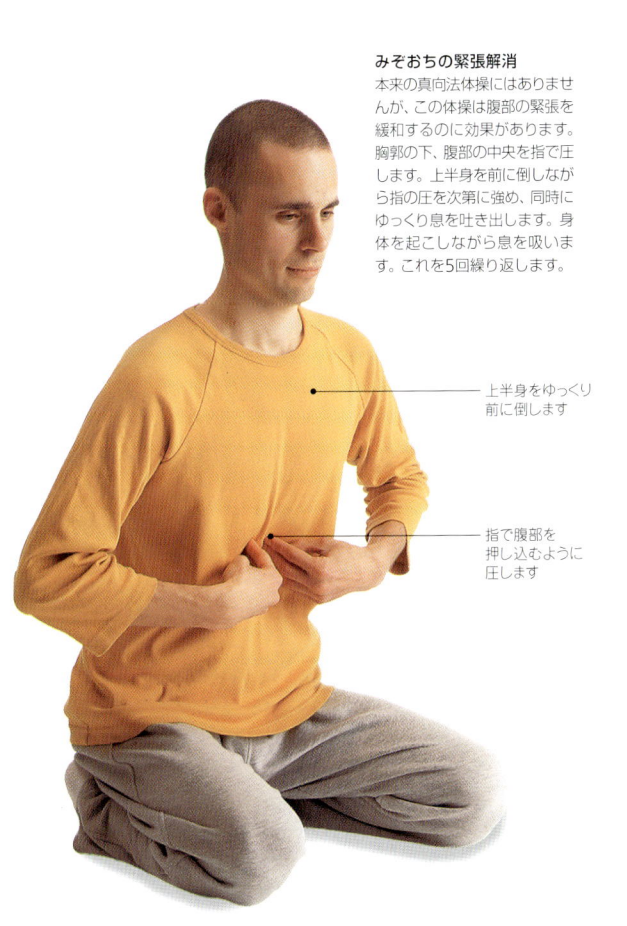

みぞおちの緊張解消

本来の真向法体操にはありませんが、この体操は腹部の緊張を緩和するのに効果があります。胸郭の下、腹部の中央を指で圧します。上半身を前に倒しながら指の圧を次第に強め、同時にゆっくり息を吐き出します。身体を起こしながら息を吸います。これを5回繰り返します。

上半身をゆっくり前に倒します

指で腹部を押し込むように圧します

心臓・小腸・膀胱・腎臓

心臓および小腸は「火」の行に属し、温・笑・喜に関係するものを運びます。「気」の流れは高い方へと向かいます。この2つの臓器のための真向法体操は、身体の前面に重点を置きます。膀胱および腎臓は「水」の行に属し、それらの臓器のための体操は、背中に重点を置きます。

臓器—経絡—行

心臓と小腸は「火」の行に属し、
膀胱と腎臓は「水」の行に属します。

心臓

心臓の不調和は精神的不安定、体温調節機能の低下、発汗過剰といった症状となって現われます。心臓経絡の体表を通る部分は、腋を起点とし、腕の内側を通り、手のひらを通って小指に達します。

小腸

思考の混乱、排尿障害は、多くの場合小腸の「気」の乱れを表しています。小腸経絡は手、腕、肩と伸びていきます。

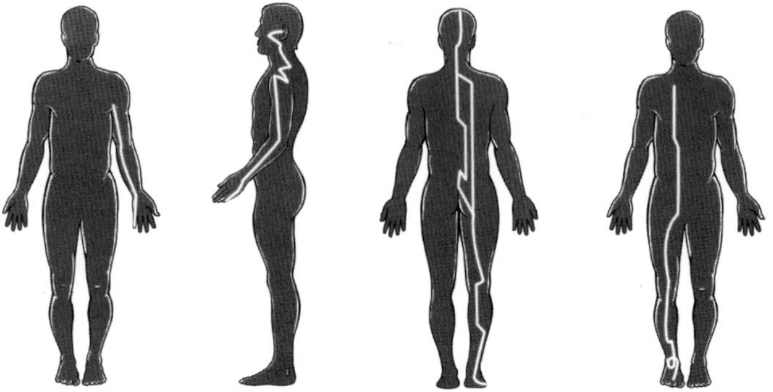

心臓経絡　小腸経絡　膀胱経絡　腎臓経絡

肩から耳に達する分枝もありますが、主要な経絡は胸の内部に入り込み、心臓・胃・小腸に連絡します。

膀胱

膀胱は腎臓と共に働き、他の器官の機能を助けます。それはまた、脳と神経のシステムを統合しています。その不調和は、しばしば不定愁訴や神経過敏となって現れます。膀胱経絡は眉毛の間を起点とし、頭頂部を越えて脊柱を下り、足先まで達しています。

腎臓

腎臓は肉体的な成長と壮健の基礎であり、また骨と体毛を支配しています。腎臓の衰弱は、排尿障害、性機能障害、腰痛、あるいは全般的な虚弱体質となって現れます。腎臓経絡は足小指の下を起点とし、下肢の内側を通り骨盤腔に入り、腹部の任脈と結合します。

真向法体操その3

心臓と小腸、およびそれらの経絡のための真向法体操は、身体の前面に重点を置きます。それによって内的平静、集中の感覚を得ることができます。膀胱および腎臓の経絡は、主に背中と両下肢の裏側に位置しています。これらの体操は、背中、臀部、両下肢の穏やかな伸展によってエネルギーの流れを増進させます。

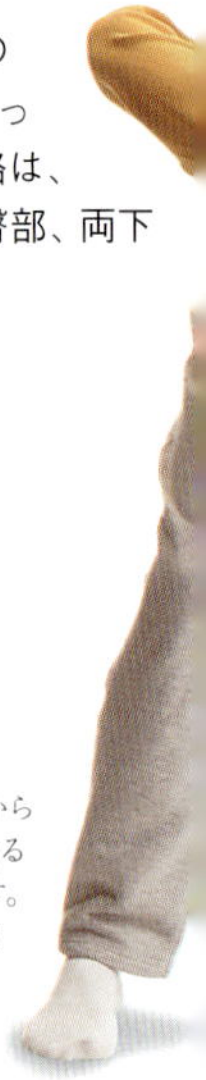

膀胱および腎臓のための真向法体操

1 両足を前に真っ直ぐ伸ばして床に座ります。身体が硬く、その姿勢が苦しく感じられるときは、座布団を敷いても構いません。膝の力を抜き、両足が外側に向かって捩れることを確認します。骨盤の「坐」骨の上に体重を預けて座り、手のひらを外側に向け、腕を真っ直ぐ伸ばしながら息を吸い込みます。

2 息を吐き出しながら、身体を臀部から前屈させます。そのとき足首を手で触るような気持ちで、腕と背中を伸ばします。その状態を数秒間保ったまま、ゆっくりと呼吸します。背中、首、肩、そして四肢の筋肉を伸ばします。

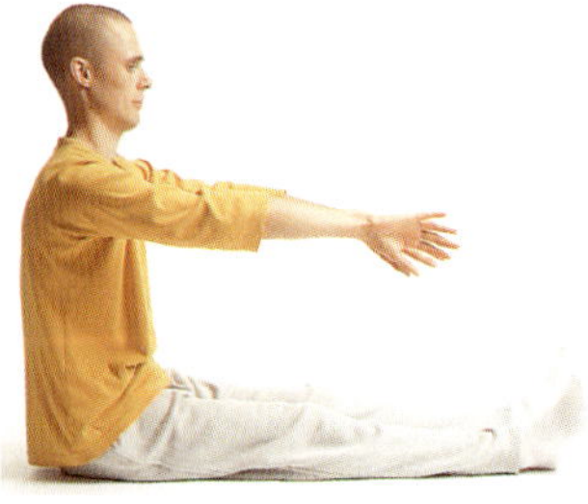

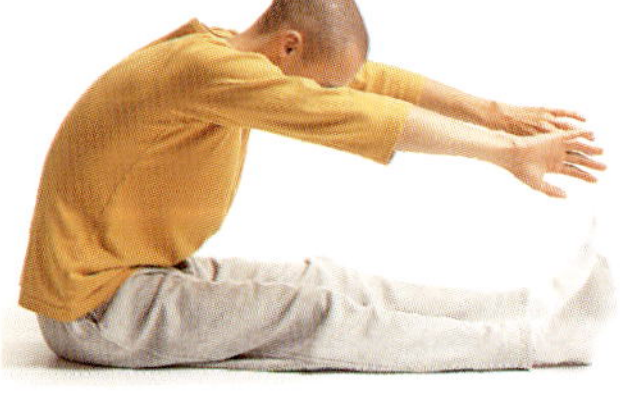

腰を軸にした上半身の回転

1 本来の真向法体操には含まれていませんが、この体操は背部の「気」の流れを促進するのにとても効果があります。両足を開いて立ち、両手を腰の後ろで組みます。

2 臀部を真っ直ぐ前に向けたまま、上半身を片側に回転させ、そちら側の膝に向かって上半身を折り曲げながら、息を吐き出します。上半身を曲げたまま、もう一方の膝まで回転させ、息を吸い込みながら上半身を持ち上げます。

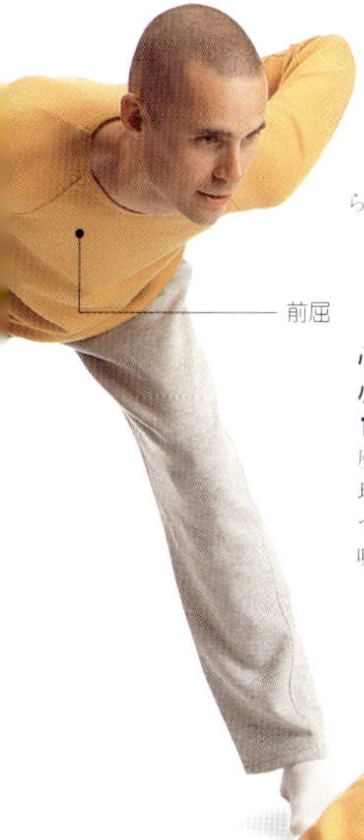

心臓および小腸のための真向法体操

1 両足裏を合わせて床の上に座ります。両足を手で掴み、無理のないところまで身体にひきつけます。そのままゆっくりと呼吸します。

2 息を吐き出しながら上半身を臀部から前屈させ、頭と胸を足に近づけます。前腕と肘は脛の前に当てたままにしておきます。その状態で全身の力を抜き、意識を身体の中心部に集中させながら、ゆっくりと呼吸します。息を「吸い込み」ながら上半身を起こします。

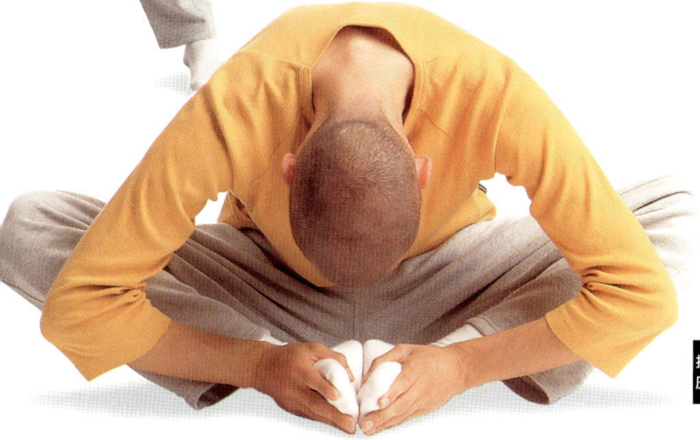

心包・三焦・胆嚢・肝臓

心包（心膜）および三焦は「火」の行に属し、心臓と腎臓を守りながらその働きを助けています。胆嚢および肝臓は「木」の行に属し、計画、組織化、決断的行動に関係しています。

臓器―経絡―行

心包および三焦は「火」の行に属します。
肝臓と胆嚢は「木」の行に属します。

心包および三焦

心包は心臓を熱、感染、精神的ストレスから守っています。その経絡を調整することによって、発熱と胸部の圧迫感を鎮めることができます。心包経絡は心臓を包む心膜を起点にしています。三焦は人体の上部・中部・下部の働きを調和させ、腎臓から他の器官や体表へとエネルギーを伝導する働きをしています。三焦経絡は手を起点とし、主経絡は眉毛のところで終点となります。

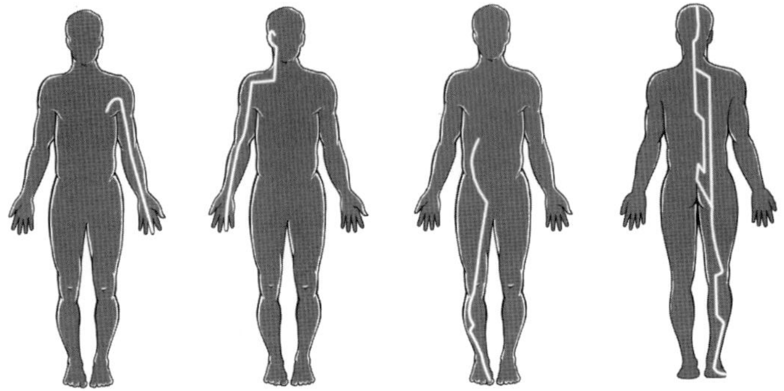

心包経絡　三焦経絡　肝臓経絡　胆嚢経絡

胆嚢および肝臓

胆嚢に障害が起きると、消化不良、頭痛、関節硬直、決断力不足などの症状が現れます。胆嚢経絡は「気」を眼から頭蓋底部に伝導します。それは左右に折れ曲がりながら、胸部、腹部を下降し、骨盤内部に入り、臀部の後ろ側に現れ、そのまま下肢を下ります。

肝臓は「気」の物質的形態である血液を貯蔵し、人体の隅々まで輸送します。肝臓が不調和になると、種々の痛み、人体諸機能の異常、抑うつ、倦怠などの症状が現れます。肝臓経絡は足の親指の爪の内側を起点とし、足の上を通り、脛と太腿部の内側を伝い、鼡径部から内部に入り込みます。肝臓経絡は生殖器を他の器官と結びつける働きをしています。腹部の側面でいったん体表に出ますが、それから先は身体の内部を通ります。

真向法体操その4

これらの経絡のための真向法体操は、身体の側面を「開く」ことによってエネルギーの流れを増進させます。最初の体操は、心包と三焦の防御的な働きを象徴的に示しています。心包経絡は人体内部に収められていますが、反対に三焦経絡は、人体を外部的な脅威から「守る」ために開いています。胆嚢経絡および肝臓経絡は、体側の伸展によって開くことができます。体側を振る動きも、これらの経絡の「気」の流れを増進させます。

心包および三焦のための真向法体操

1 あぐらを組み、内側の足を無理のない程度に足の付け根に近づけます。手を交叉して左右逆の手で膝頭を掴みます。

2 息を吐き出しながら、肘が両膝の間に入るように上半身を折り曲げます。頭と首の力を抜き、自然に下がるままにします。ゆっくりと呼吸し、息を吐き出しながら上半身を起こします。足と手の交叉の仕方を逆にして、同じ動作を繰り返します。

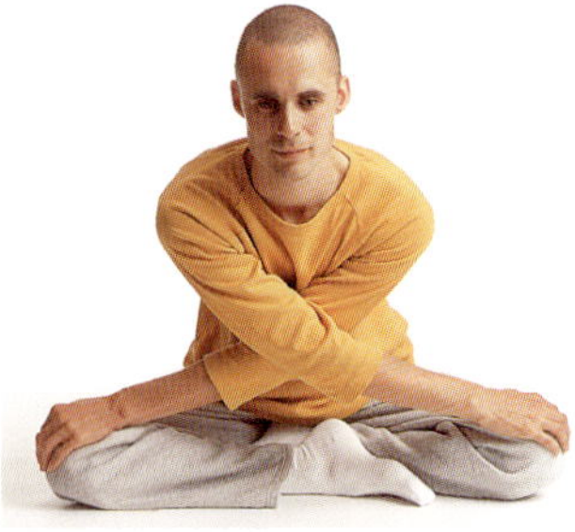

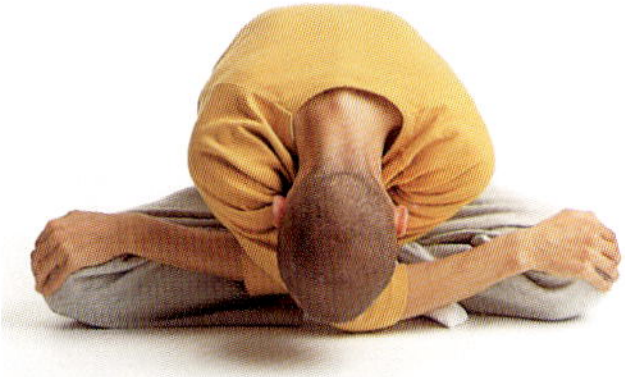

肝臓および胆嚢のための真向法体操

1 下肢を広く開いて床に座ります。上半身をできるだけ真っ直ぐ伸ばします。支えが必要なときは、右手を身体の後ろに置きます。左手を頭上高く伸ばします。

2 右腕を上半身を横切るように曲げ、右手を肋骨の上に置きます。ゆっくりと息を吐き出しながら、上半身を右側に側屈させ、上半身と左腕が右下肢の上に並ぶように傾けます。その姿勢で数秒間身体の力を抜き、ゆっくりと呼吸します。最初の姿勢に戻し、反対側も同じ動作を繰り返します。

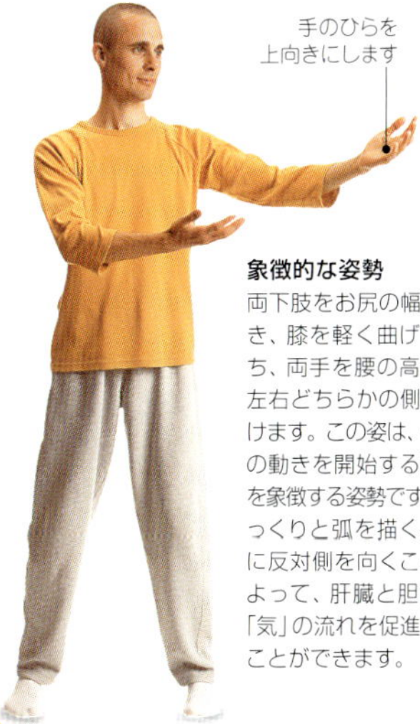
手のひらを
上向きにします

象徴的な姿勢

両下肢をお尻の幅に開き、膝を軽く曲げて立ち、両手を腰の高さで左右どちらかの側に向けます。この姿は、一連の動きを開始する意志を象徴する姿勢です。ゆっくりと弧を描くように反対側を向くことによって、肝臓と胆嚢の「気」の流れを促進することができます。

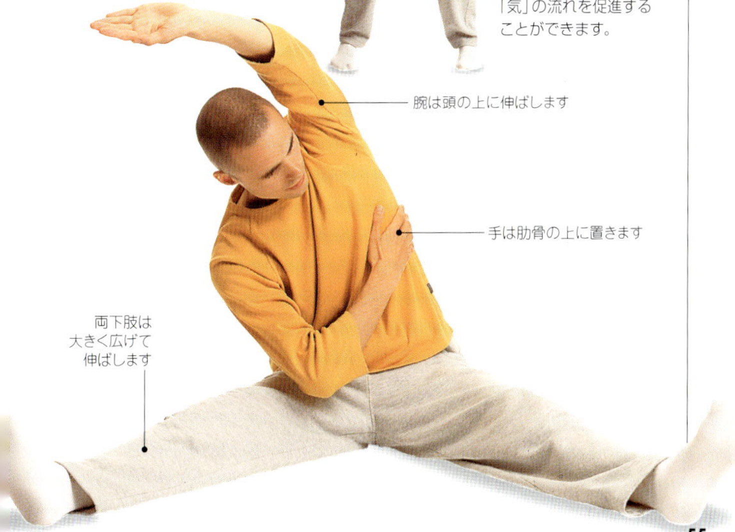
腕は頭の上に伸ばします
手は肋骨の上に置きます
両下肢は
大きく広げて
伸ばします

手足の特別な手入れ

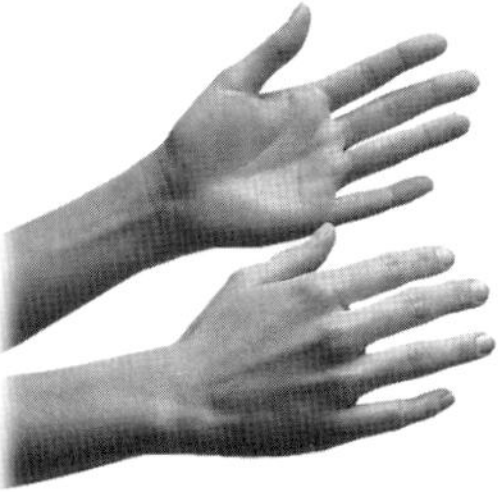

商売道具
両手は指圧の最も重要な道具です。
感覚を研ぎ澄ますため、
毎日の手入れは欠かせません。

手は指圧の最も大切な道具です。拇指を始めとした10本の指、手のひら、手首、これらを通じて被術者の身体に圧を加えていきます。指圧の効果は、これらの道具の手入れが行き届いているかどうかにかかっています。

手

手指が強く柔軟でなければならないのはもちろんですが、被術者の身体から伝わるさまざまな情報を敏感に感じ取れることが大切です。そのため手指の緊張を取り除くことが必要です。手指に緊張があると「気」の流れを阻害し、被術者の「気」の微かな異変を感じ取る感性を鈍化させてしまいます。

足

足は身体を支え、基盤を固めるという重要な役割を担い、指圧の効果を大きく左右します。身体の他の部位と同じように、筋肉の緊張は「気」の流れを阻害しますから、足も無駄な力が抜け、柔軟であることが大切です。

日常の手入れ

手足はいつも清潔に保ち、きれいにマニキュアを施しておきます。施術者の手が清潔で見た目が美しいことは、被術者からの尊敬の対象になります。そのためには日常の手入れが何より大切です。肌を痛めるおそれのある強力な洗剤に手を曝さないようにし、手あれが生じたときはハンドクリームで治します。爪は常に短く整え、絶対に指先から爪先が出ないようにします。そうしないと指先で圧を加えるとき、被術者の身体にキズをつけるおそれがあります。非常に重要なことですから、必ず守りましょう。

エネルギーの流れを良くする

- 手足のエネルギーの流れを促進するため、毎朝冷水に手足を浸します。
- 足の筋肉と関節を健康的に保つため、安全なところではどこでも素足で過ごすようにします。
- 定期的に手を揺すります。特に長い時間書き物をしたり、キーボードを叩いたりした後は手指がこわばっていますから、必ず実施するようにします。

特別な体操

次ページの体操は導引術と呼ばれる体操で、手足の力を強くし柔軟性を高めるためのものです。必ず左右均等に行うようにします。すぐに手、指、足、つま先の血行が良くなったことを感じることができるはずです。

導引術

ここに示す体操を毎日行うことによって、手足の力を強くし、柔軟性を高め、感覚を鋭敏に保つことができます。実践する時間帯は何時でも構いませんが、必ず左右均等に行うようにします。指圧を毎日実施する人でなくても、以下の体操の効果を日常の手足の仕事のなかで確かめることができます。最初は無意識的な緊張をほぐすため、手を揺することから始めます。

1 足の親指を掴み、やさしく引っ張りながら指関節を回します。反対方向にも回します。両足の全指で同じ動作を行います。

2 足の裏側に適度な伸展が感じられるまで、すべての指を1本ずつ後方に倒します。数秒間保持したままゆっくりと呼吸をします。

3 軽く握った拳で、足の裏を万遍なく力強く叩きます。エネルギーが浸入してくる、ぞくぞくした感覚を味わうことができるまで続けます。

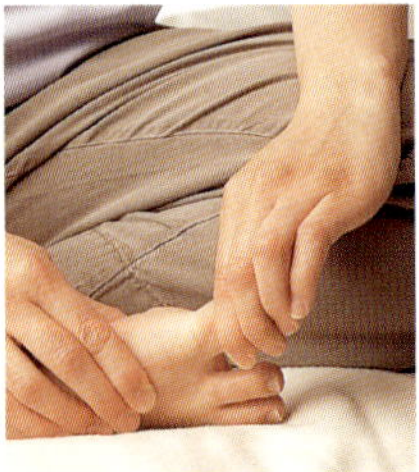

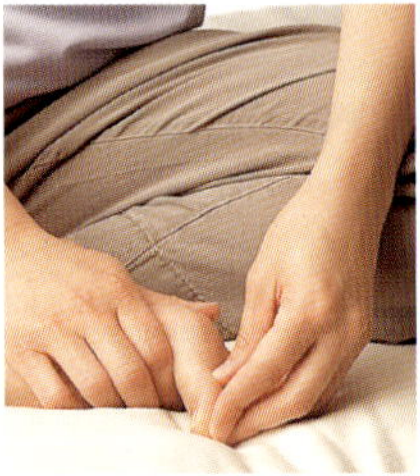

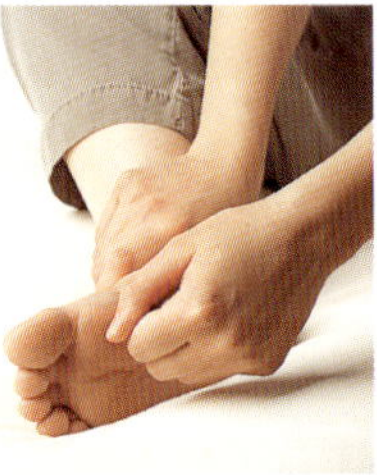

1 手首から指先への「気」の移動

手首のすぐ下をもう一方の手で握ります。息を吐き出しながら握り締め、そのまま手首から指先へ向けて引くように下げます。両方の手で数回繰り返します。

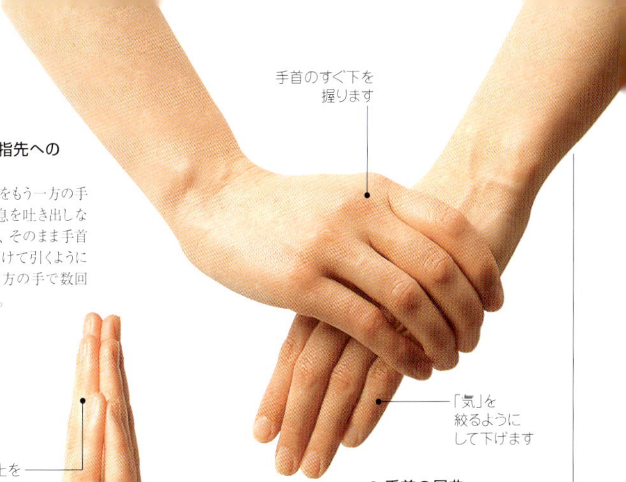
手首のすぐ下を
握ります
「気」を
絞るように
して下げます

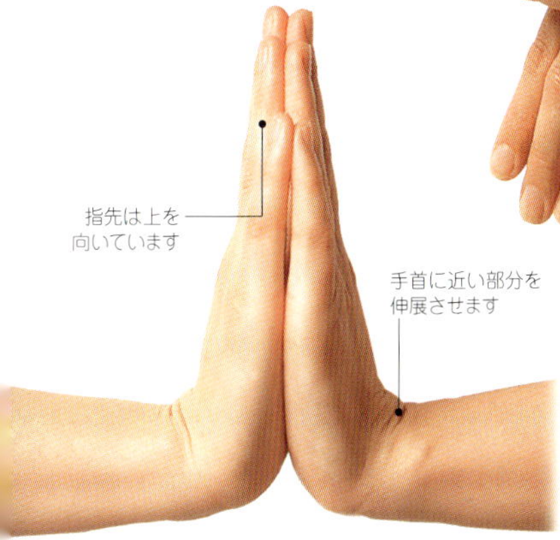
指先は上を
向いています
手首に近い部分を
伸展させます

2 手首の屈曲

胸の前で両手のひらを合わせます。手のひらの手首に近い部分に伸展を感じるまで、両手を内側に傾け下方に押し下げます。手を合わせたまま両手を前向きに回転させ、指が下を向く状態にします。伸展を感じるまで、合わせた両手の内側と上方に圧を加えます。

3 指の間を広げる

各指の間にもう一方の手の拳を入れ、伸展を感じるまで拳を押します。両手の指すべてで同じ動作を繰り返します。

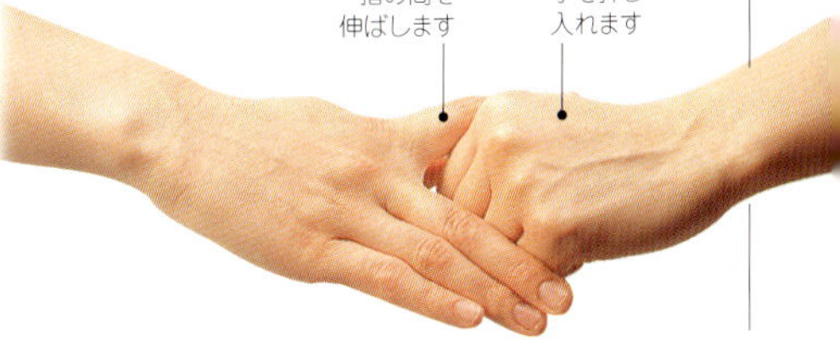
指の間を
伸ばします
指の間に
拳を押し
入れます

日常の健康管理

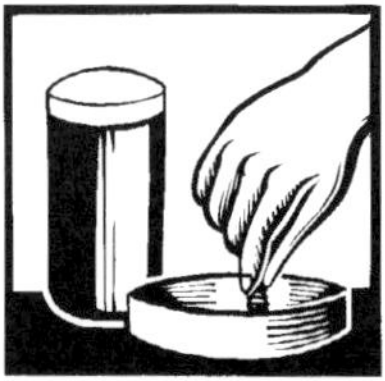

鋭敏な感覚
人工的な刺激性飲食物の摂取や、
向精神性物質の使用は避けます。
アルコール、コーヒー、茶、ニコチンなどが
その範疇に属します。

指圧は施術者と被術者による相互作用のプロセスです。施術者であるあなたは、たとえそれが穏やかなものであっても、指圧をすることによって被術者にあなたのエネルギーを転移させなければなりません。もしあなたのエネルギーが、病気や、あるいはもっとありそうなことですが、不健康な生活によって枯渇しているようなことがあれば、あなたの指圧の効果は当然弱まります。そのため自分自身の健康管理は非常に重要です。あなたは、あなた自身の生活スタイルを見直し、エネルギーを衰退させるような悪習慣を断ち切り、生命力を高める活動を実践しなければなりません。

食事

特に指圧に適した料理というものはありませんが、材料を選択するときに陰陽の考え方を取り入れている療法士もいます(p.19を参照)。より具体的に言うと、「陰」の性質を持った食物と「陽」の性質を持った食物をバランス良く料理のなかに組み込むということです。このような考え方は、西洋の栄養士が健康のため1つの食物グループに偏ることなく、種類に富んだ食事をするようにとアドバイスすることと相通ずるものがあります。

健康食品

果物と野菜をできるだけ多く材料に含めるようにします。それらはビタミンやミネラルを豊富に含み、消化吸収されやすく、胃にもたれることなく多くのエネルギーを供給します。精製された穀物よりも、全粒穀物を選ぶようにします。全粒穀物はゆっくりと消化吸収され、安定して永くエネルギーを供給します。それは精製された炭水化物からできている、すばやく消化吸収される「高エネルギー」食品よりも好ましいものです。なぜなら後者は、血糖値が下がるにつれてエネルギー供給も減少していくからです。肉類の好きな人は、指圧の前にあまり多量に食べないようにします。というのは、肉は消化吸収が遅く、胃に「もたれやすく」、エネルギーと敏捷性を減退させるからです。

刺激性のものを避ける

良い指圧療法士は、常に感覚を研ぎ澄ましています。手から伝わる感覚にとっても、施術者の心に共感する感覚にとっても、本源的な感性を損なうおそれのある物質を摂取することは、指圧の効能を減退させることにつながります。カフェイン、精神安定剤、アルコール、その他の向精神薬、これらの過剰摂取は、あなたの本源的な感性を鈍磨させます。

「陰」と「陽」

「陰」の食物にはバナナ、貝類、トマト、ビールなどが含まれ、「陽」の性質の強いものには、赤肉、にんにく、コーヒーなどがあります。詳しくはp.19を参照のこと。

指圧に適した服装

指圧を実施するための特別な服装というものはありませんが、施術者も被術者も、暖かく快適で動きやすいものを選びます。被術者は靴以外のものは何も脱ぐ必要はありません——指圧は衣服の上から行いますが、そのために指圧の効果が減少するということはまったくありません。ゆったりとしたTシャツにパジャマ・タイプのズボン、または薄いジョギング用のパンツという服装が、施術者、被術者双方に適した一般的なものです。

自然であること

施術者と被術者の間の感覚の伝達がより効率良く行われるためには、天然の軽い生地のものが良いでしょう。

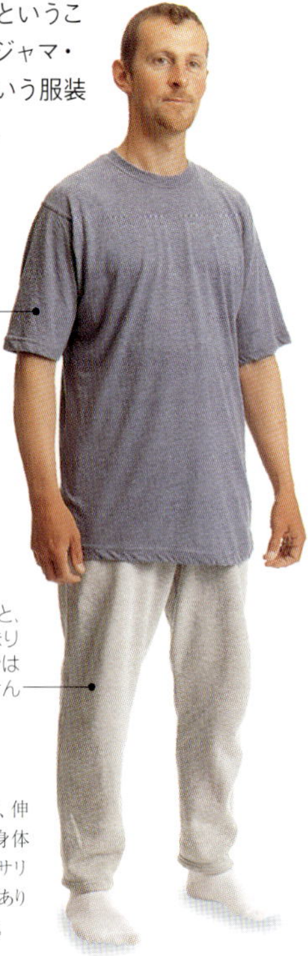
綿生地が
適しています
ゆったりと、
しかしあまり
ダブダブでは
いけません

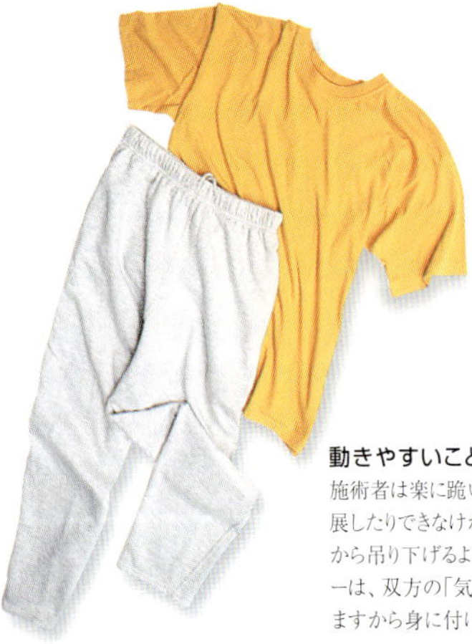

動きやすいこと

施術者は楽に跪いたり、前屈したり、伸展したりできなければなりません。身体から吊り下げるような衣類やアクセサリーは、双方の「気」を逸らす場合がありますから身に付けないようにします。

被術者

被術者の衣服は袖の長いものが良いでしょう。そのほうが施術中暖かく快適です。

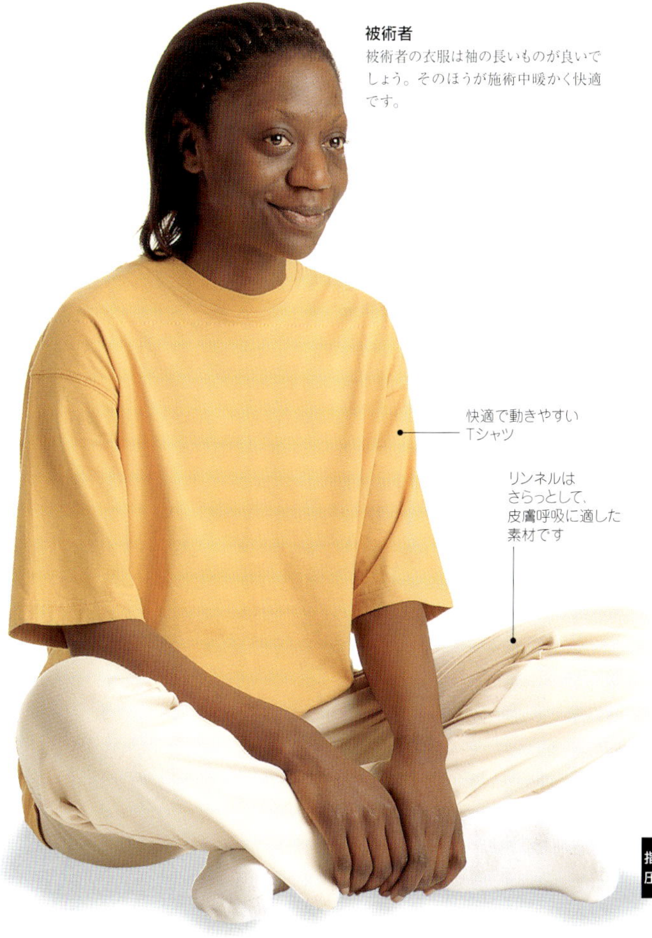
快適で動きやすいTシャツ
リンネルはさらっとして、皮膚呼吸に適した素材です

指圧に適した環境

指圧を実施する部屋は、指圧によって被術者のなかに促進させたいと望む調和や安らぎの感覚が伝わりやすいものでなければなりません。その空間を、指圧専用の空間として維持するように努めます。被術者が横たわり、そのまわりをあなたが窮屈な思いをせずに動きまわれるだけの十分な広さが必要です。

照明

自然光と良好な換気は必須です。日没後も指圧を実施する場合、まぶしい蛍光照明ではなく、柔らかな人工照明を選びます。部屋の温度は暖かく保っておく必要がありますが、熱すぎないように気をつけます。

家具

不必要な家具、不要品はできる限り置かないように心がけます。そうすることであなたと被術者の双方は、指圧とその効果に意識を集中させることができます。

香りと音楽

指圧療法士の中には、アロマセラピー用の気化器を用いて、エッセンシャル・オイルの香りを部屋に漂わせることを好む人もいます。好みの問題ですが、その場合は細心の注意を払ってオイルを選びま

安らぎのある空間
指圧にとっての理想的な空間とは、「気」を散らすものが最小限しかなく、動き回る空間がたっぷりとある空間です。

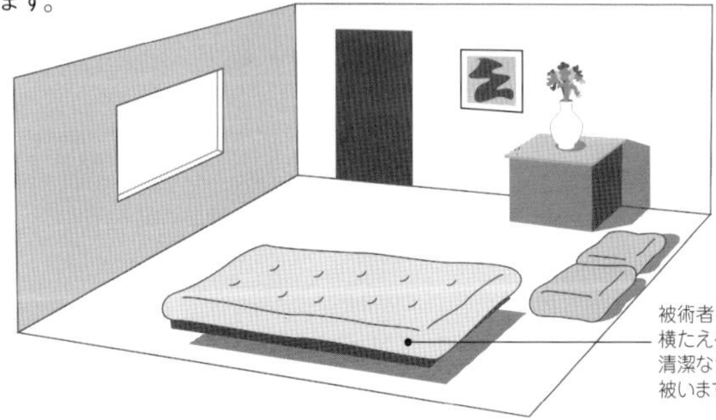

被術者が身体を横たえる場所は清潔なシーツで被います。

す――しつこい匂いは治療に対する集中力を削ぐおそれがあります。同様に、療法士の中には、指圧治療の間音楽を流すことを好む人もいます。双方の気分を和らげる効果を生む場合もありますが、それはあまり音を大きくせず、双方にとって好ましい音楽の場合に限ります。

横たわる場所

あなたが必要とする最重要のアイテムが、被術者が身体を横たえるのに適した平面です。薄い布団が、被術者が快適に感じる柔らかさがあり、施術者からは効果的な圧を与えることができる、程好い硬さがあり理想的です。何枚かの毛布を折りたたんで、ゆったりとした敷物を用意するのもいいでしょう。どちらの場合も表面を清潔なシーツで被います。

被術者の頭の下に敷く小さくて薄いクッションと、被術者の姿勢によっては補助的に身体を支えるために用いる種々の枕も必要です。軽い綿の毛布も手の届くところに置いておくと役に立ちます。それで施術を行っていない身体部分を被うことで、施術者に暖かい感覚と安心感を与えることができます。

指圧の基本技法

指圧施術者を志す人は誰でも、実際に他の人に本格的な治療を施す前に、一定の時間指圧の基本技法を学ぶ必要があります。理想的には、豊富な経験を持つ講師が正しい指圧技法を実際にやってみせ、あなたの実技を見て指導してくれる、そのような教室に参加することが望ましいでしょう。この章の目的は、正しい指圧技法を身につけるための有益な入り口を提供することです。

あなた自身が、公認の資格を持つ指圧療法士による治療を実際に体験してみることは、絶対に必要です――指圧による圧と伸展が生み出す変化の感覚を自分自身で体験することによって、初めてあなたは、あなたの指圧の被術者となる人の心と真に一体となることができます。

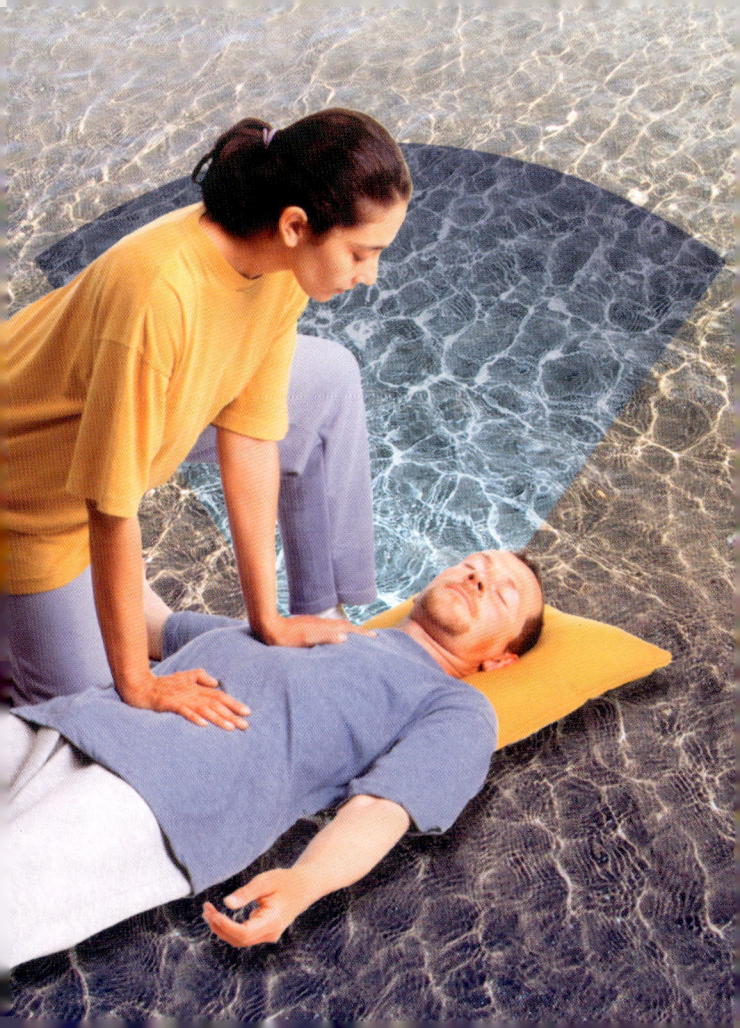

体重と重力の活用

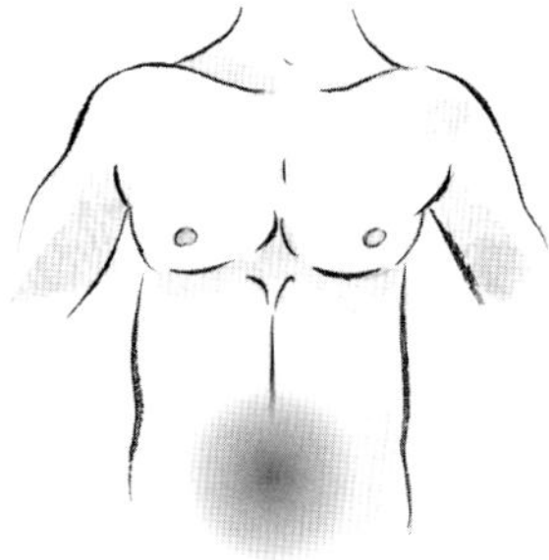

「丹田」と「腹」
「腹」、すなわち身体の重心は、
臍の下3横指に位置する
「丹田」の周囲の部分を指します。

指圧の神髄は、力の入らない圧を利用するということです。その意味を理解する鍵は、あなたの重心——日本語では「腹」と呼ばれています——の役割を理解することにあります。

位置

「腹」は「丹田」として知られている、臍からほぼ3横指下の中心点のまわりの腹部のことを指します。「腹」は身体の体重分布の中心点であるだけでなく、「生命力」の中心でもあります。この中心から発する動きや圧は、体重と生命力の全体によって支えられており、特別に力を込める必要のないものです。指圧において圧を加えるときは、四肢の筋力に頼るのではなく、必ず「腹」から発するエネルギーを活用する、ということを常に念頭に置いておくことが大切です。

「腹」を意識する

「腹」の概念はまた、情緒的、精神的健康に大きく関わっています。自分の内的中心に意識を集中させることにより、あなたは身体と心、そして霊感を調和させることができます。それはまた自信を強め、目的に対する強い意志を確立させます。「腹」を意識しながら指圧を実践することで、あなたの内的資源を豊かにすることができ、そのことによって人生の別の面でも良い結果を生み出すことができるようになります。あなたはまた、他の人にヒーリング・エネルギーを転移させる自己の能力を高めることができるようになります。

位置の特定

まず最初に「腹」と「丹田」の位置を特定します。両下肢を適度に離した楽な姿勢で座り、臍の下3横指の位置にある「丹田」に手を置きます。腹筋を緩め、腹部が自然に膨らむままに任せ、眼を閉じてゆっくりと呼吸します。眼を閉じたまま、このあなたの存在の内的中心を凝視し、腹部の周囲に集められたエネルギーの感覚を捉えるようにします。それができたら、次にp.70-71に示している「腹」を意識する体操に進みます。これらの体操は、自己の内的エネルギーを活用する、「腹」を意識した指圧施術の方法を理解することを目的としたものです。

内的エネルギー

「腹」が強くなると、人生上の失望や逆境に耐える力が養われます。自己の目的にしっかりと焦点を当て、エネルギーや才能を無駄に費消することがなくなります。

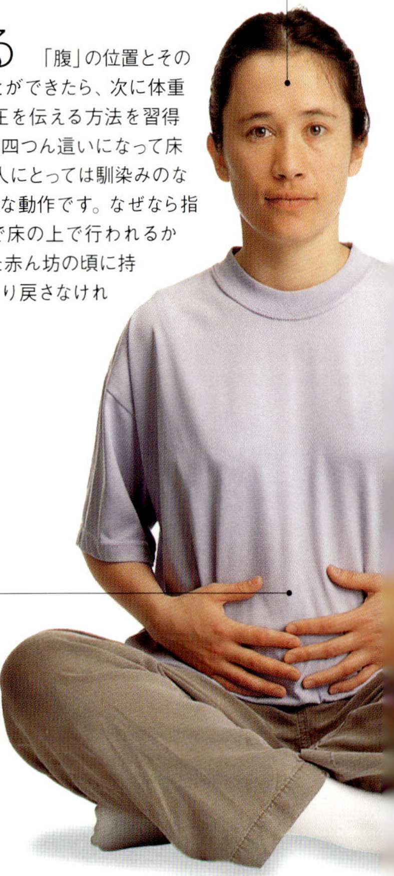
呼吸に意識を集中します
腹部の力を抜きます

「腹」を意識する

「腹」の位置とそのエネルギーの質の感覚を捉えることができたら、次に体重の配分を変えながら四肢を通じて圧を伝える方法を習得するため、以下の体操を行います。四つん這いになって床を動きまわることは、ほとんどの成人にとっては馴染みのないことですが、指圧では非常に重要な動作です。なぜなら指圧では、すべての治療はこの姿勢で床の上で行われるからです。あなたはハイハイをしていた赤ん坊の頃に持っていた、大地と接触する感覚を取り戻さなければなりません。

1 純粋な呼吸法によって「腹」を意識します。楽な姿勢で座り、両手を下腹部に当てます。腹筋を緩め、鼻から息を吸います。腹部が自然に膨らむはずです。鼻から息を吐き出します。そうすると腹部が収縮します。呼吸のたびに腹部にエネルギーが集まってくるのを感じます。

2 両下肢を開き、両手を前について床の上に跪きます。最初に全体重を両膝の上にかけます。徐々に身体を前方に動かし、両手両腕に体重をかけていきます（その過程を「腹」の動きを通じてビジュアライズします）。四肢に均等に体重が配分されていることを感じることができたら、その姿勢をしばらく保持します。

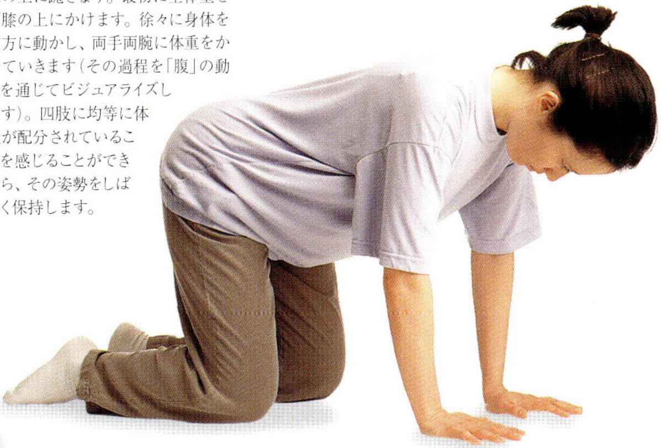

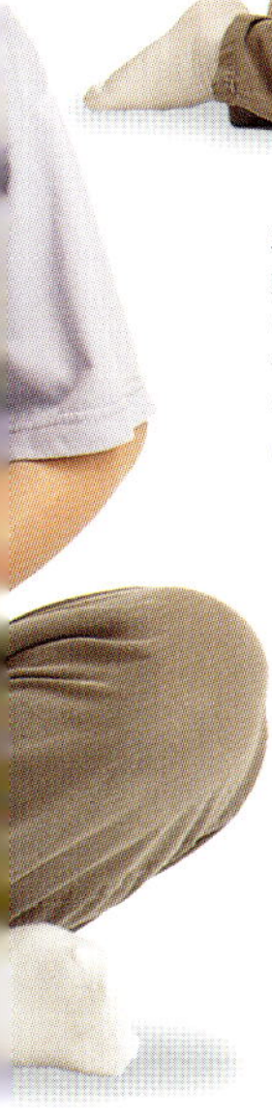

3 円を描くように「腹」を動かし、重心が動くにつれ四肢の間で体重が移動していくのを感じます。四肢のどれか1つに体重を多くかける練習を行い、その他の四肢にかかっていた体重がどのように再配分されていくかを感じ取ります。

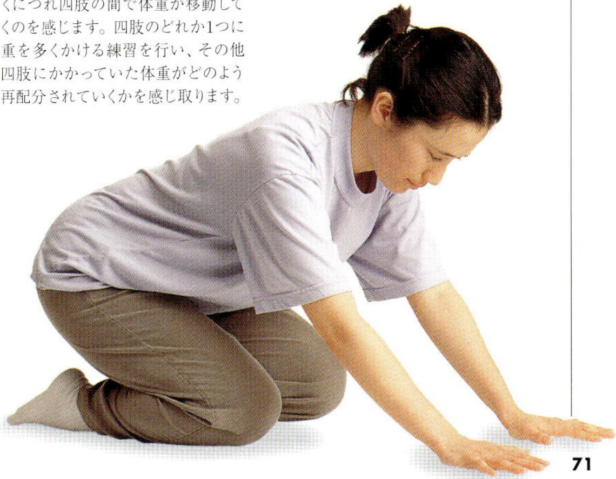

姿勢の重要性

標準的な指圧の姿勢は、正座と蹲踞を基本にしています。この姿勢(p.74-75を参照)は身体を床にしっかりと固定させ、被術者の周囲を幅広く動きまわることを可能にします。練習をしたことのない西洋のほとんどの成人は、この姿勢で座り、作業することを難しいと感じるでしょう。しかしながら、こうした姿勢ができるように身体を慣らすことは有意義なことです。なぜなら、これらの座位は椅子に腰掛けるときよりも、腰に負担をかけないからです。可能なときはいつもこのような姿勢で座ることを心がけましょう。テレビを見るとき、読書をするとき、そして小さな子供と床の上で遊ぶときなど。

正座位

跪くときの標準の形は、両足をお尻の下に入れ込む日本で「正座」と呼ばれている形です。指圧ではこの姿勢を取ることが多くなります。というのは、この姿勢はしっかりとした土台を与え、必要なときに前方に手を伸ばすことができるからです。

膝を開く

正座位の変形の1つに両膝を開く形があります。膝を広く開いた姿勢で人の頭近くに座らないように注意します。その姿勢は人に対して攻撃的で、威嚇している態勢と映る場合があります。両膝の間を両耳の間以上に開かないようにします。

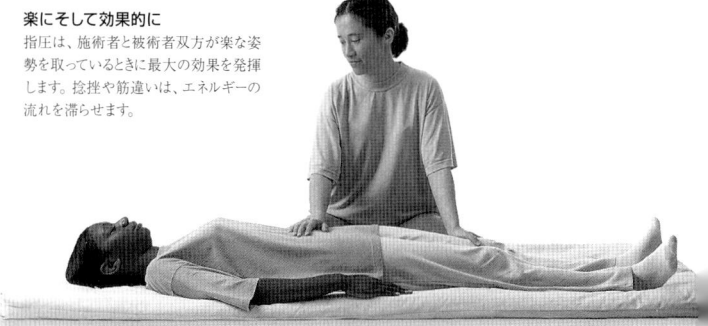

楽にそして効果的に

指圧は、施術者と被術者双方が楽な姿勢を取っているときに最大の効果を発揮します。捻挫や筋違いは、エネルギーの流れを滞らせます。

半膝立ち

四肢を伸展させたり揉んだりするときに、この姿勢を取る必要が生じます。折りたたんだ膝を、圧を加えている相手の身体の一部を支えるために使うことがあります。

蹲踞

ほとんどの西洋人が2〜3分以上この姿勢で作業を続けることを難しいと感じるでしょう。しかし蹲踞の姿勢を練習することは、身体の柔軟性を高めるためにとても有益です。

半蹲踞

蹲踞と跪座の中間にあたるこの姿勢は、正座位よりも上半身をやや高くして座ることができ、施術を行いながら身体を被術者の反対側に移動させることができます。この姿勢は「腹」のエネルギーを被術者の身体のまわりに導くのに効果的です。

日本の伝統

正座は日本人が座卓で食事をするときの伝統的な座り方です。この姿勢はまた、茶道や瞑想を行うときにも用いられます。

基本姿勢

指圧施術においては、正座位と蹲踞を変形させた種々の姿勢を取ります。多くの場合、どの姿勢が施術者にとって楽かということによってきまります——西洋的生活様式で育った成人の中には、これらの姿勢のいくつかは難しいと感じる人がいるかもしれません。姿勢の選択はまた、治療する部位の位置、指圧するときに被術者の身体の上に覆いかぶさる度合い、などによっても変わってきます。また姿勢を選ぶときは、自分の「腹」が被術者に対してどのような位置にあるか、ということも考慮しなければなりません(p.78を参照)。

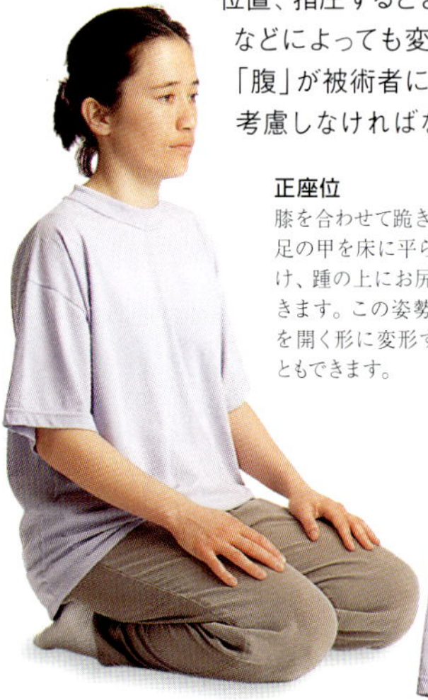

正座位

膝を合わせて跪きます。足の甲を床に平らにつけ、踵の上にお尻を置きます。この姿勢を膝を開く形に変形することもできます。

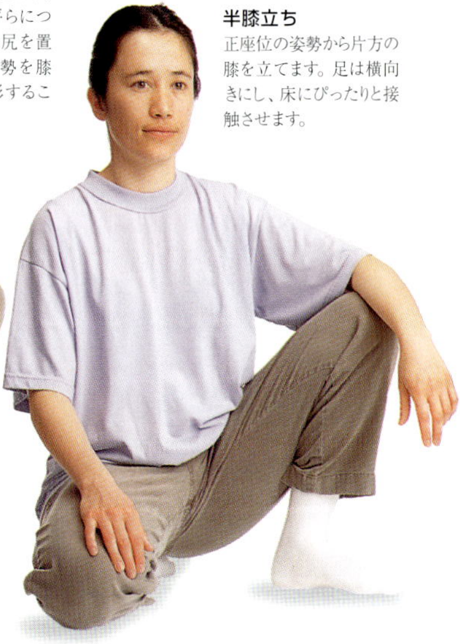

半膝立ち

正座位の姿勢から片方の膝を立てます。足は横向きにし、床にぴったりと接触させます。

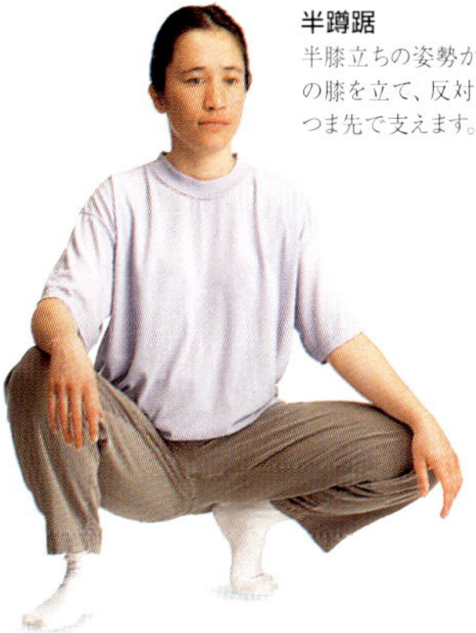

半蹲踞

半膝立ちの姿勢から低い方の膝を立て、反対側の足はつま先で支えます。

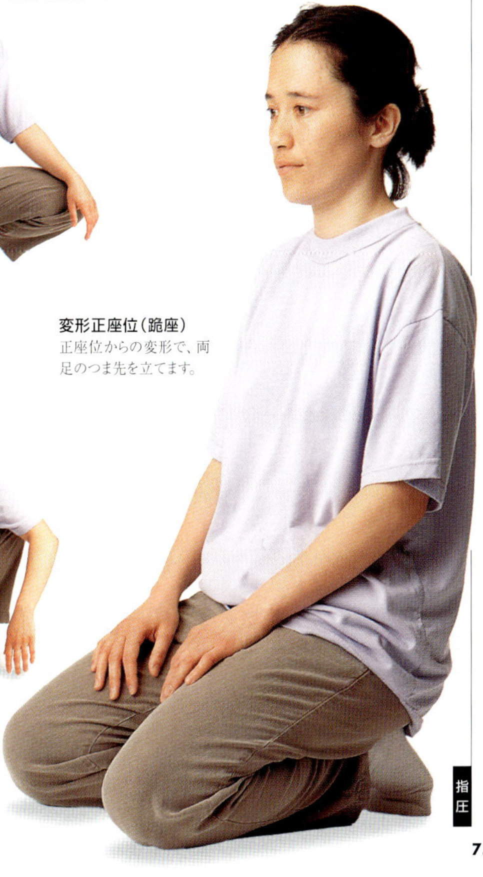

変形正座位（跪座）

正座位からの変形で、両足のつま先を立てます。

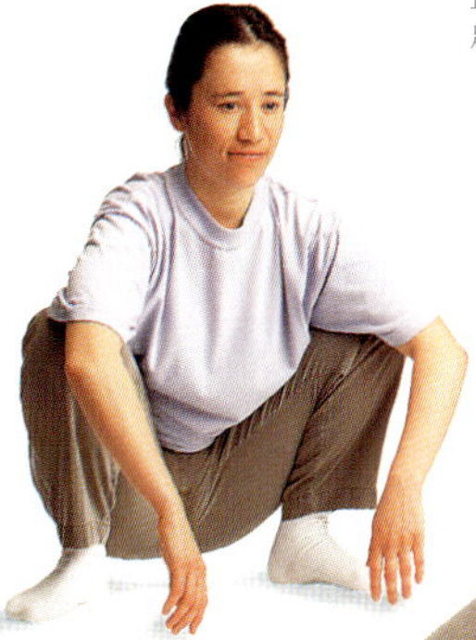

蹲踞

両足を広く開き、身体を床近くまで深く沈めます。安定させるには、両膝の間の上体を少し前傾させます。

捻挫の予防

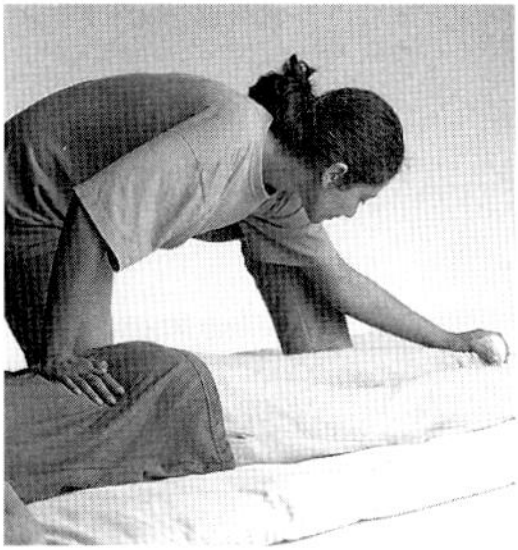

捻挫の可能性

圧を加えるために施術者の上に覆いかぶさるようにして身体を伸ばす姿勢が、最も捻挫が起きやすい姿勢です。

良い指圧療法士は、自分の指圧が被術者に対してだけでなく、自分自身に対してもどのような影響を及ぼすかを常に意識しています。捻挫や筋違いは、エネルギーの流れを阻害し、指圧の効果を不十分なものにしてしまいます。多くの療法士が、毎日のヨーガや太極拳などの鍛錬が、いかに人間に本来備わっている敏捷性やバランス感覚を養うのに有益であるかについて述べています。いくつかの基本原則を守ることによって、施術の際の捻挫やケガから自分自身を守ることができます。

緊張を解く

全身を常にリラックスした状態に保ちます。背中が丸くなっている、呼吸が浅くなっている、などの身体の緊張を示す徴候に気をつけます。

- 首を真っ直ぐ伸ばし、両肩の力を抜き自然に下げます。
- 真っ直ぐ正面を見ます。いったん両手を正しい位置に置いた後は、その手を見ないようにします。
- すべての関節――脊柱、両肩、両肘、臀部、両膝――の緊張が解け、開いていく様子をビジュアライズします。

体重を下側に

体重を常に「下側」に置いておくように意識します。この「下側」という概念は、身体各部を高い方の側面と低い方の側面に分けるという考え方から生まれたものです。低い方の側面、例えば、大地に跪いたときの腕や下肢の下側は、大地からエネルギーを吸収しており、大地に接していない高い方の側面よりも重く感じられます。動きの方向が、常に低い方の側面から高い方の側面へと向かうようにします。

土台を広く

体重ができるだけ広い面積に配分される施術姿勢を取ります。概して両膝を広く開いた姿勢が望ましく、特に強い圧を加えたいときはその姿勢を取ります。身体のバランスが良くなり、より正確に身体をコントロールすることが可能になります。またそれによって、身体の下側の面積を広くすることができます。さらにこのような姿勢は、「腹」を開きます。

腰背部の予防

圧が脊柱に均等に配分され、一箇所に過度の力がかからないような姿勢をとります。

- 指圧を施している部位にできるだけ近い位置に身体を置きます。
- 施術中は背中を真っ直ぐ伸ばしますが、硬直させないようにします。脊柱を前や横に曲げないようにします。

背部および肩の施術

身体を横たえることが難しく苦痛に感じる人の、背中や肩に指圧するときの座位については、p.164-71で見ていきます。

「腹」の位置決め

治療する人の隣に位置取り、施術を開始する姿勢を取るときは、常に「腹」を開いた状態にしておく、ということを意識します――つまり、四肢と胸部を大きく広げるということです。さまざまな部位を治療するために身体を動かすときは、どのような姿勢を取れば、あなたの「腹」が治療を施す部位に並列になるかを考えます。常にあなたの腹部が、施術する被術者の患部に正対するような姿勢を取るようにします。

側方からの施術

この位置では、施術者は膝を広げ、被術者の背中に対して直角に構えます。こうすることで「腹」のエネルギーを最大限に活用することが可能になります。

足元での施術

患者の両足を跨ぐようにすることによって、施術者は「腹」のエネルギーを効果的に、治療を施している下腿部に伝えることができます。

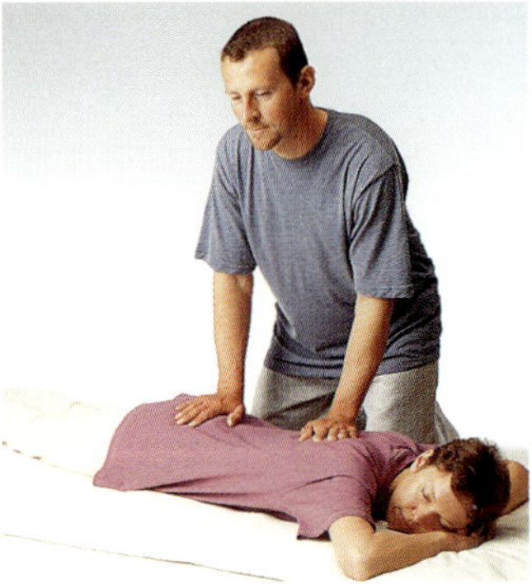

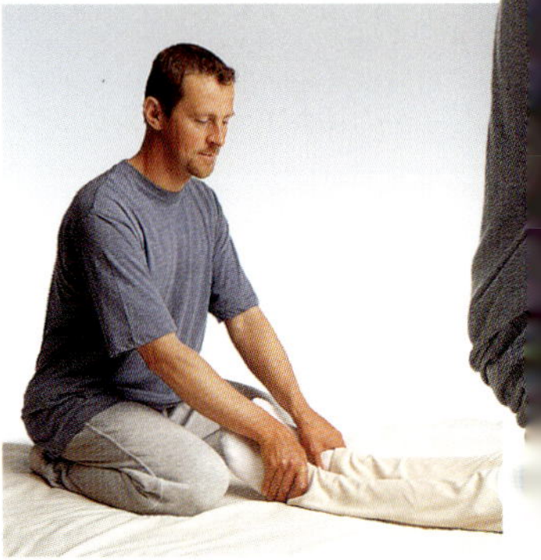

座位での施術

施術者は半膝立ちの楽な姿勢をとります。そうすることにより、自分の胸部と腹部を、治療を施している人の背部に向かって開くことができます。

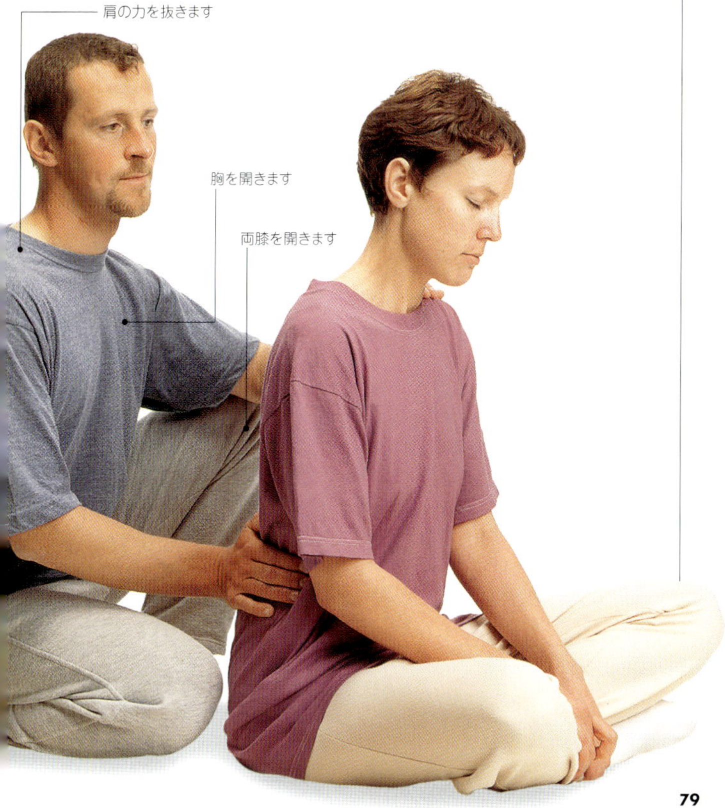
肩の力を抜きます
胸を開きます
両膝を開きます

手および腕による接触

あなたの手と腕は、指圧を施す主要な手段です。圧を加えようとしている部位の大きさ、伝えようとしている圧の性質に応じて、手のひら、拇指、四指、肘を使い分けます。拇指、四指による指圧についてはp.88、肘による治療についてはp.92で見ていきます。

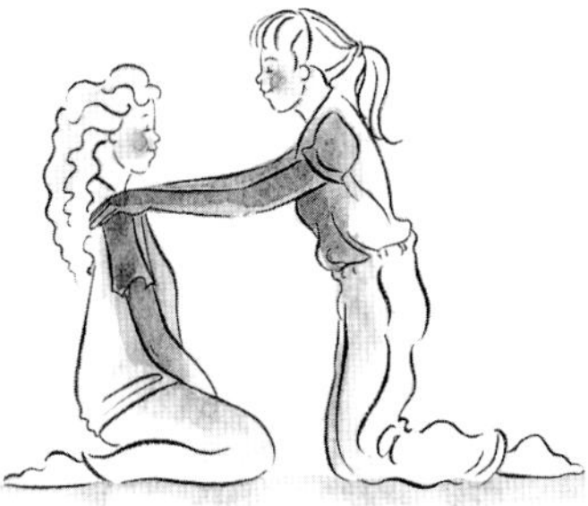

エネルギーの流れ
施術者は肩、腕、手の力を抜きます。
そうすることによって、「気」の流れを効果的に
被術者の方に向けることができます。

掌圧法

手のひらを用いた施術が、治療開始に最も適した技法でしょう。多くの指圧治療は、施術者が「腹を据え」た状態、すなわち楽な姿勢で「気」を集中し、無駄な力を抜き、その手を被術者の「腹」に接触させることから始まります。手のひらは被術者に安心の圧を与え、被術者の「気」の状態を施術者に最もよく伝えます。治療中は、手のひらによる接触は、5本の指を支える役割を担う場合もあれば、「補法」——指圧用語で「気」の流れを促進することを意味します——の主体となる場合もあります。掌圧法はやさしく触れる程度のものから、しっかりと圧すものまでありますが、どれも圧を身体に浸透させることを目的としています。

位置取り

治療を施そうとしている部位の表面に対して、腕が直角になるように位置取りします。腕は真っ直ぐ伸ばしますが、力を抜いた状態にしておきます。関節を緊張させると「気」の流れを阻害し、被術者の反応を敏感に捉えることができなくなります。手のひら全体を、治療する部位を型取るように接触させます。

手のひらは持続圧を加えるのに最も適しています。持続圧とは、動かしたり変化を持たせたりせずに、一定の圧を加えることを意味します。手のひらに身体を寄りかからせていきますが、圧を加えている間は被術者の反応に意識を集中させます。被術者が痛がったり不快がったりしたときは、直ちに中止できる態勢をとっておきます。

手根

場合によっては、例えば狭い部分の治療に集中したいときなどは、手のひら全体を使わずに、手根による接触に重点を置く場合があります。患部に手根を置き、手のひらはそれに隣接する部位に接触させ、やさしく置いておきます。体重が手根にダイレクトに伝わるように、身体の重心を微調整します。

竜の口

この技法は拇指と人差し指の間を使って圧を加えるものです。主な接触面は人差し指の指骨付け根です。この技法は、腕や頭蓋下部のような円弧状の部位を治療するときに適しています。

手および腕による施術

手には、指圧療法士が利用する重要なエネルギー・センターがいくつかあります。心包経絡の重要なツボ——HP8すなわち「労宮」——は薬指の関節の下、手のひらの中心に位置しています。心包経絡によって伝達されるエネルギーは、安心と癒しを与える性質を持っています。それはまた、喜びとコミュニケーションに関係しています。指圧によって、これらの感情を被術者に転移させることができます。

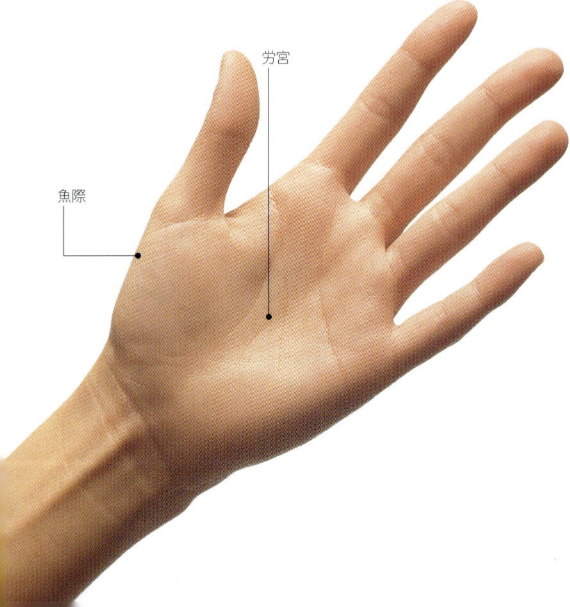

強力な点

肺経絡10番のツボは、「魚際」または「栄穴」と呼ばれ、掌圧法で施術するときに、頻繁に被術者に触れるところです。必要ならば、治療に際してこのツボを集中的に活用することができます。それが伝達する肺の「気」は、強力なエネルギーを被術者のうちに喚起させる効果を持っています。手のひらのもう1つの特別な点は、心包経絡8番の「労宮」と呼ばれるツボです。このツボは慰安と癒しのエネルギーを伝達します。

手の準備

被術者に接触する前に、両手をすばやく何度も擦り合わせます。そうすることで「気」の流れを最大にすることができます。

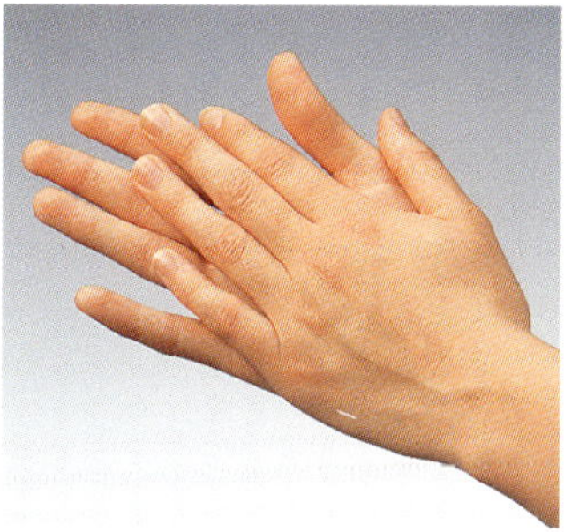

圧のかけ方の練習

クッションを人体に見立てて練習します。力ではなく、体重を乗せることを心がけ、肘は常にやや「くの字形」に曲げておきます。

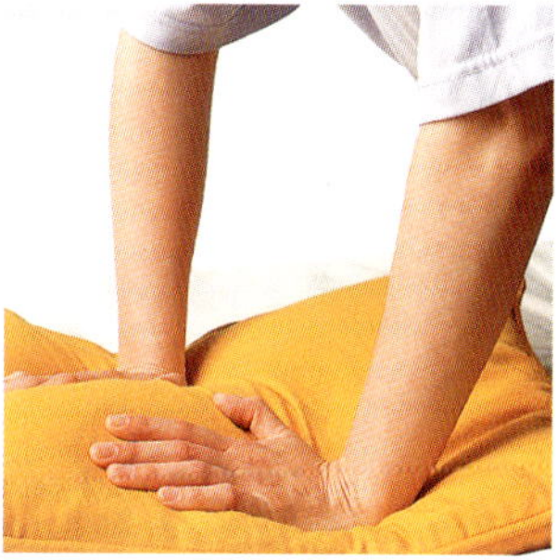

竜の口

拇指と人差し指を開き、逆さのVの字を作ります。四指は曲げたままにしておき、被術者の腕または足の曲面に沿って、人差し指の指骨付け根を通じて圧を加えていきます。

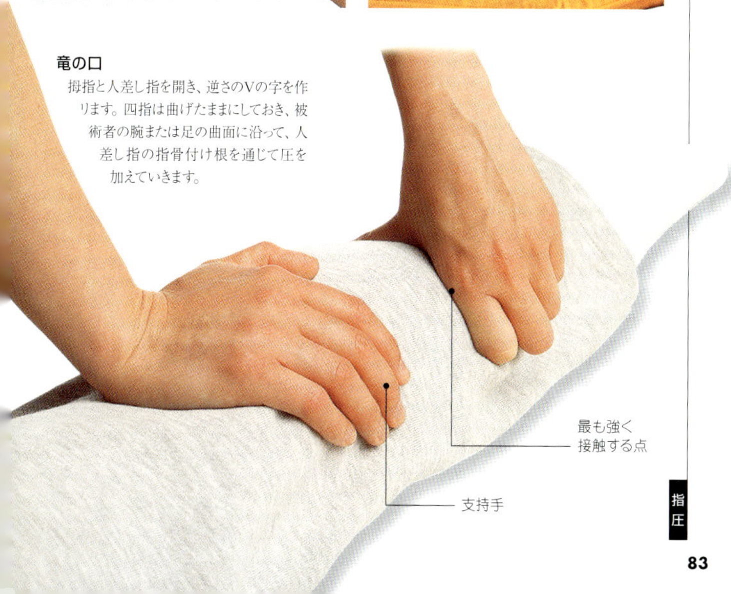

支持手

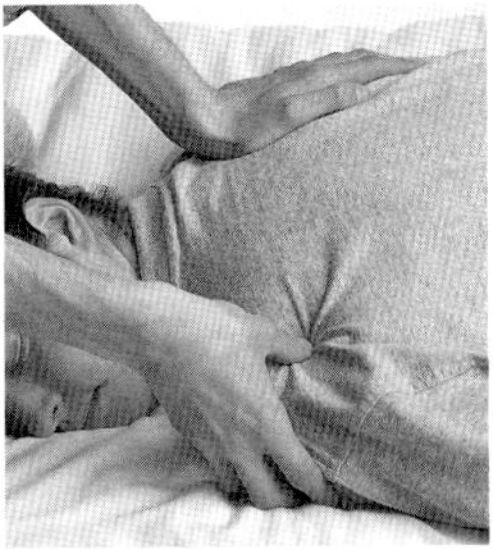

施術中の両手
低い方の能動的な手の拇指がツボを圧し、
高い方の受動的な手が支持を与えています。

指圧を行うときは、通常片方の手だけを通じて圧を加えていきます(両手技法が適している場合を除き)。しかしながら、もう一方の活動的でない方の手も、治療を支える重要な役割を担っています。哲学的な観点から言うと、指圧理論は「陰」と「陽」、および能動と受動の補完的性質の相互作用にもとづいています。片方の手の能動的な活用と、もう一方の手の受動的な存在、この両者によって指圧治療に調和の取れた統一がもたらされます。術手が被術者の「気」の流れを活発化するように刺激している間、支持手はその刺激に対する被術者の反応を「聴いて」います。被術者の身体に両手を置くことによって、治療の効果を高め大きくすることができるのです。

エネルギーの三角地帯

両方の手による接触は、「腹」と能動的な手、受動的な手を頂点とした三角形を形成します。また両方の手に挟まれた被術者の身体の部分も、三角形の一辺を形成します。このエネルギー回路は、「虚」と「実」の部位(p.28-31を参照)を治療する際に特に重要な意味を持ちます。受動的な手を治療を施そうとしている経絡の「実」の部位にやさしく接触させ、能動的な手でその経絡の「虚」の部位に一定の圧を加えます。感覚が鋭くなってくれば、「虚」の部位にエネルギーが集まり、「実」の部位から放散されるのを確認することができるようになります。その結果、被術者のエネルギーの流れをバランスの取れたものに戻すことができるようになります。

支持

受動的な手は、施術に際し実際に被術者の身体を支えるという重要な役割を担います。床に支えられていない人体の部位に圧を加える場合、能動的な手が圧を加えている間、受動的な手でその部位を支えます。そのような支持は、被術者に安心感を与え、同時に加えている圧に対する適度の抵抗をもたらします。

接触の維持

必ずどちらかの手が被術者に接触しているようにします。1秒ないし2秒以上被術者から両手が離れてしまうと、施術者と被術者の間のコミュニケーションが危機的状況に陥り、それを再確立するのに時間を費やさなければならなくなることもあります。治療プランを立て、新たな位置取りへと移るとき、必ずどちらかの手が被術者の身体に残っておくようにします。

支持の動作

訓練によって、両方の手を調和の取れた形で使うことができるようになります。厳密なルールはありませんが、一般的な原則としては、受動的な手を経絡の身体の中心に近い方に置き、能動的な手で同じ経絡のより遠いところを施術します。必ずしも同一の手ばかりが能動的な役割を担うわけではないということも頭に入れておきます。

エネルギー的支持

この写真では、左手が能動的な手となり、拇指圧を下肢の経絡に加えています。右手は受動的な手となって、被術者の反応を感じ取っています。

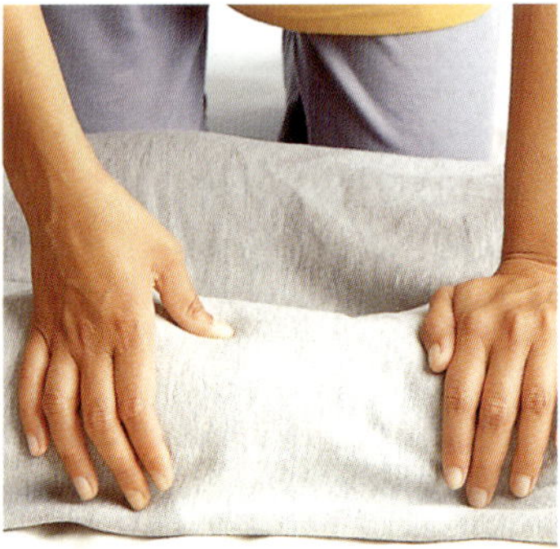

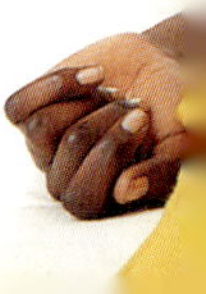

実質的な支持

受動的な手は、実際に治療している人の身体を安定させるために用いられることが多くあります。この例では、能動的な手が肩の裏側に掌圧を加えている間、肩の表側に置かれた受動的な手がそれを安定的に保っています。

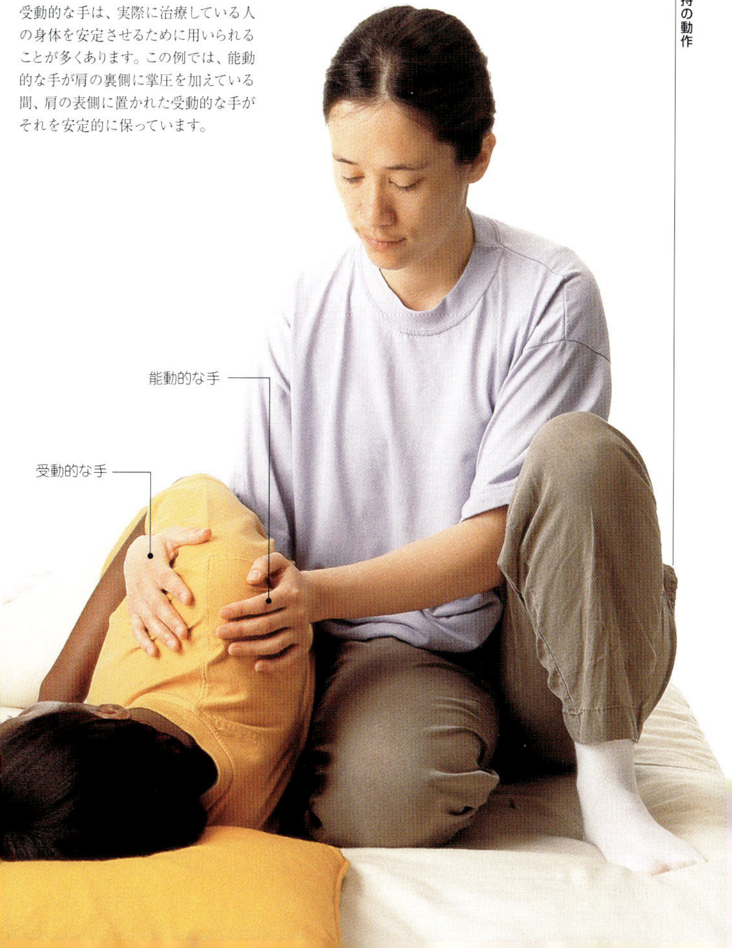

拇指および四指による手技

手のひらは、経絡に沿ってやさしく指圧を施すときに優れた働きをしますが、特定のツボに集中的な圧を加えるときは、拇指と四指の狭い部位の方がより有効な道具となります。ツボの大きさは、拇指先端の大きさとほぼ同じと言われています。

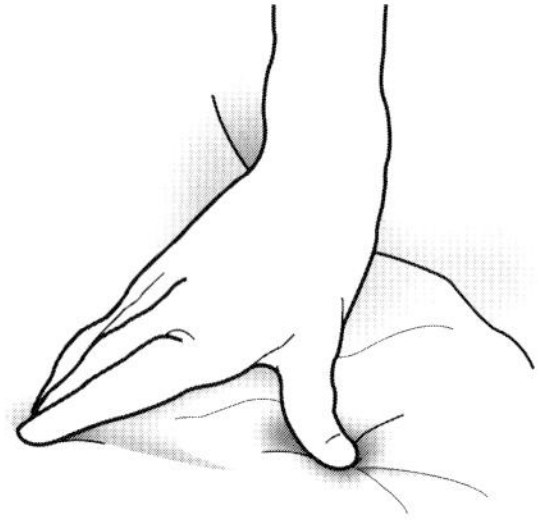

拇指圧
本図は拇指の正しい使い方を示しています。
拇指は腕の延長として用いられ、
同じ手の四指によって楽に支えられています。

拇指

拇指は指の中で最も強く、人体のほとんどの部位に対して、深く浸透するような圧を加えるのに適しています。そのため拇指による指圧は、手のひらによる放散された圧に比べ、より大きな刺激を「気」に与えることができます。またこのような性質の圧は、筋肉のコリをほぐすのにも適しています。治療しようとする部位に対して垂直に伸展させた拇指を置き、先端を被術者に接触させます。体重を腕、手、拇指と伝えていき、一定の圧をツボに加えます。そのとき拇指の関節が、少し逆に屈曲する場合があります。その度合いがあまり大きい場合は、他の指の関節を使って局所的な圧を加えるなどの代替の方法を検討します。決して拇指の関節を「かぎ型」に屈曲させてはいけません(p.91を参照)。それはエネルギーの流れを阻害し、被術者に不快な思いをさせることがあります。四指は広げて置き、拇指に対してバランスを取りながら、それを支えるようにします。

四指

四指も局部に指圧を施すときに使います。それは頭部や顔面など、拇指による指圧が適さない部位に対して繊細な圧を加えるのに適しています。両手の指を、左右一対の同一経絡に対して同時に用いる場合もあります。例えば、脊柱の両側を通る膀胱経絡に沿って同時に圧を加えるような場合です。さまざまな四指技法が用いられます。しばしば人差し指と薬指を揃えて用いる場合がありますが、それは圧の基盤をより安定させることができます。局部的な圧を加えるときに、人差し指の第1関節と第2関節の間の中節骨も使われることがあります。その場合同じ手の拇指と組み合わせて用います。

練習

硬めのクッション、またはクッションでカバーされた家具を用いて、拇指および四指を使った手技の練習をすることができます。練習時には、関節に過度の力が加わり、過重な負担がかかっていないかをチェックします。実際に人に対して行う場合は、拇指と四指の圧は必ず段階的に強めていきます。この種の集中された圧は痛みを惹起する場合があります──そのときは圧を和らげ、技法をもっと穏やかなものに変更します。

拇指および四指

あなたの拇指と四指は、指圧のための精密な道具です。それらを使って個々のツボを治療していきます。拇指はかなり強い圧を支えるだけの強さがあります——実際にはそのような場合はめったにありませんが。四指は、例えば顔に対して治療を施すときなど、正確で繊細な圧が必要とされるときに特に有効です。拇指および四指を用いた指圧には多くの方法がありますが、ここではほんの一例だけを紹介しています。基本原理を学んだ後、自分独自の手技を試してみるのもいいでしょう。

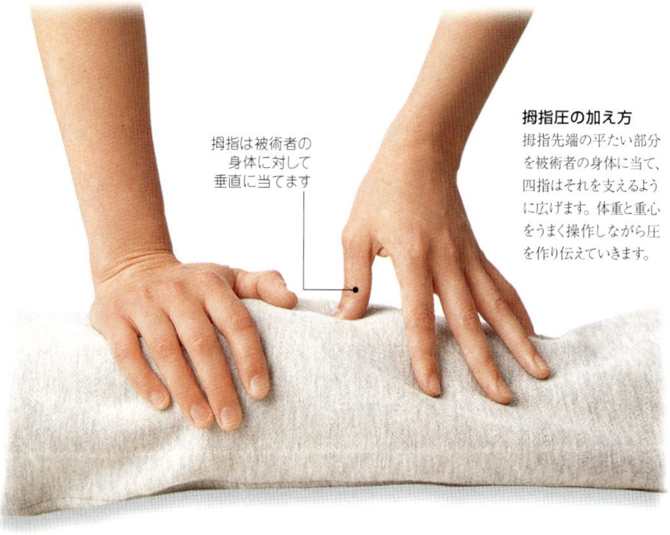

拇指は被術者の
身体に対して
垂直に当てます

拇指圧の加え方
拇指先端の平たい部分を被術者の身体に当て、四指はそれを支えるように広げます。体重と重心をうまく操作しながら圧を作り伝えていきます。

正しい手技

下の写真は拇指の正しい使い方を示しています。拇指は腕の延長として用いられ、同じ手の四指によって楽に支えられています。

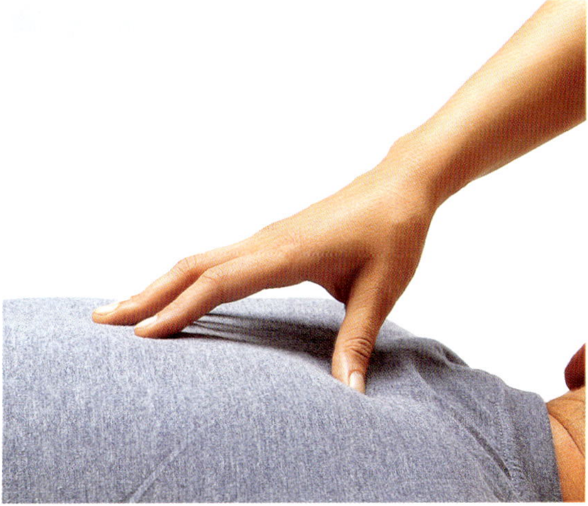

誤った手技

下の写真は誤った手技をわかりやすく示しています——四指は力み、拇指はかぎ型に曲がり、エネルギーの流れが阻害されようとしています。

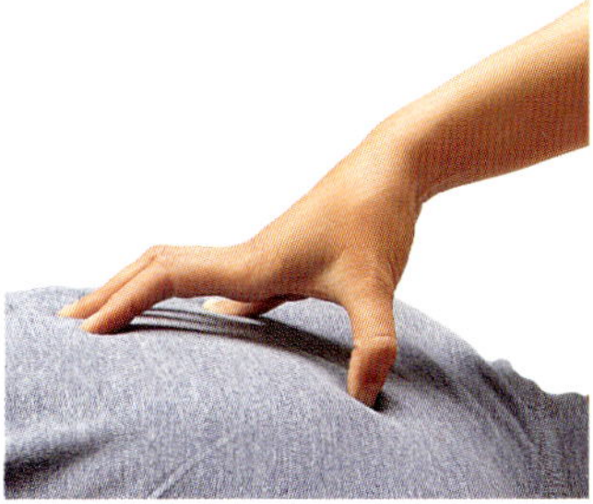

肘圧・膝圧・足圧

指圧は、施術者と被術者の双方が全身で臨む療法です。手と腕がその主要な「道具」ですが、治療効果を完全なものにするため、場合によっては身体の他の部位も道具として活用することがあります。

肘圧

肘は指圧において非常に重要な役割を担います。肘の使い方次第で、腕と手の「気」の流れが大きく左右されます。肘はまた、強い作用が必要な部位に対して圧を加えるときに用いることがあります。

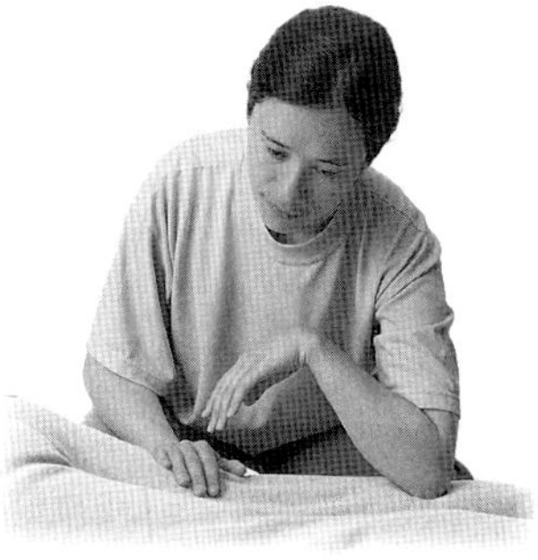

肘圧は臀部、肩、太腿部など、筋肉の発達した部位のコリを放散させるのに理想的です。しかし骨格の繊細な人には強すぎる場合もあります。四指を使って治療の必要な部位を同定し、肘の先端ではなく下側をその部位に当てます。ゆっくりと肘に身体を持たせかけながら、徐々に被術者が不快に感じない程度まで体重をかけていきます。

膝圧

膝は太腿部の内側に圧を加えるとき、あるいは被術者を椅子に腰掛けさせた姿勢で、腰に圧を加えるときに適しています。初心者は膝圧を用いるときは十分注意しながら行い、骨格のしっかりした体格の良い人だけに適用するようにします。被術者を傷つけたり痛みを与えたりしないように、圧の程度を十分コントロールすることができるようになってから使

肘の力
肘は鋭い圧を与えることができるため、下肢などの大きな筋肉のコリをやわらげるのに適しています。

うようにします。膝に体重を乗せていくときは、両手で身体を支えバランスを取ります。

足圧

足は全体重を被術者に伝えることができるため、強い圧を加えるときに用います。初心者の間は、足圧の使用は被術者の足裏先端部に限定すべきです。その部位は全身の体重に耐えられるように形づくられているからです。被術者をうつ伏せに寝かせ、踵を床につけて立ちながら、足指球を被術者の足裏の土踏まずに入れます。被術者と施術者の足裏がぴったりと重なり合うように合わせます。体重を徐々に踵から足指球に移し、それをそのまま被術者の足指球に伝えます。被術者が圧が強すぎると感じるとき、すぐに圧を除くことができるように心構えをしておきます。

肘・膝・足

手を休ませる必要が生じたとき、あるいは治療を行う部位によってその方が適当だと思えるとき、そのようなときは手以外の部位を用いて圧を加えます。以下に示す方法で、肘、膝、足の使い方を練習します。これらの部位を使う圧は、手で加えられる圧よりも強くなりますから、被術者の反応——言葉やその他の感覚的な形態による——に常に注意を払い、必要な場合はすぐに調整ができるようにしておきます。

肩に肘

先端ではなく、肘の下側の平たい部分を使い、肩のコリを生じている筋肉に強い圧を加えます。重心を動かすようにして体重を肘に乗せていきます。もう一方の手は被術者の身体に接触させたままにしておき、被術者の身体を支え、反応の変化を感じ取るようにします。

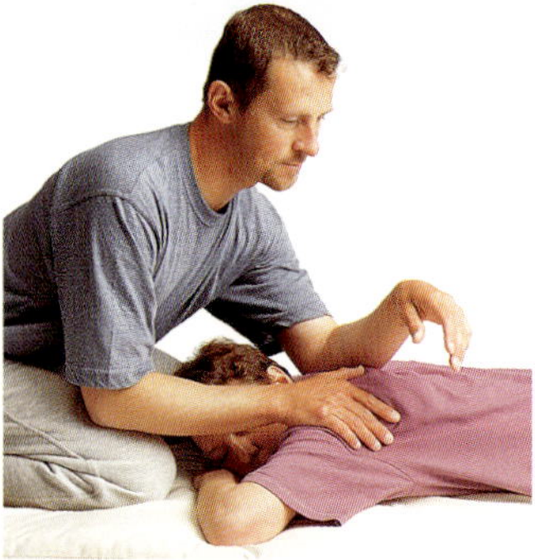

臀部に肘

臀部の大きな筋肉に治療を施すようなとき、肘の下側を使った圧が適しています。被術者の臀部患部に対して、上腕が垂直になるような位置に座ります。徐々に体重を前方にかけながら圧を加えていきます。

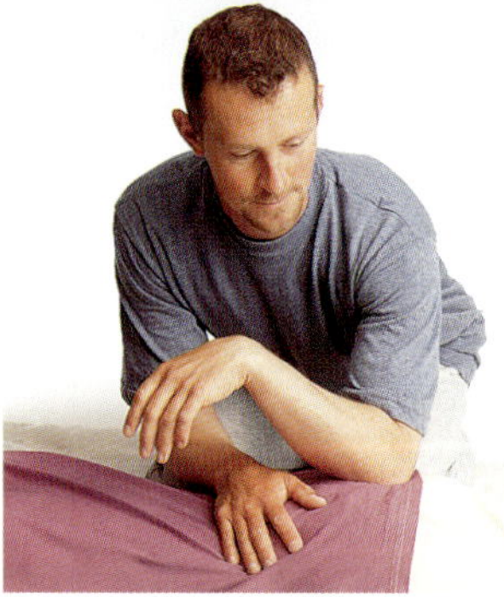

大腿部に膝

安定した跪座の姿勢から始め、両手で身体のバランスを取ります。力を加えないようにし、片方の膝を被術者の大腿部裏に置きます。大腿部にかかる圧が徐々に増加していくように、ゆっくりと体重を前方にかけていきます。被術者が気持ち良く感じる限度以上に圧を加えないように注意します。

足に足

被術者を伏臥位(うつ伏せ)にし、あなたの足指球を被術者の土踏まずにぴったりと合わせます。踵は床に固定したままにしておきます。重心をゆっくりと前に移動させ、体重を自分自身の足指球に乗せ、それをそのまま被術者の足指球に伝えます。

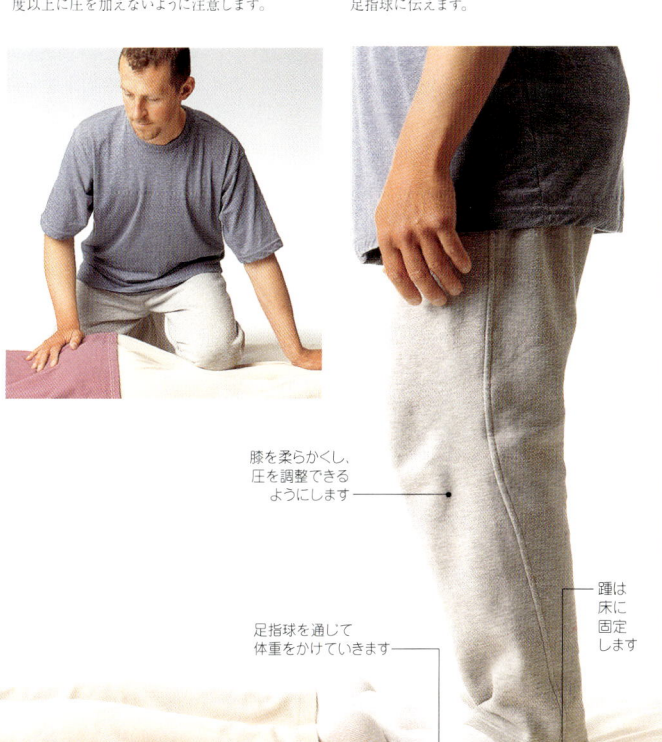

膝を柔らかくし、
圧を調整できる
ようにします
足指球を通じて
体重をかけていきます
踵は
床に
固定
します

非接触指圧

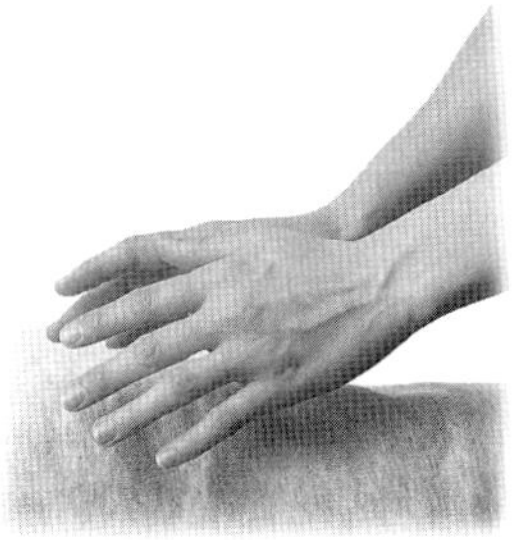

エネルギー転移
治療を行う部位に手をかざすだけで、癒しのエネルギーを転移させることができる療法士もいます。

施術者と被術者の間のエネルギーの流れ、すなわち「気」の流れが、指圧においていかに重要であるかについては、すでに多く述べてきました。指圧が単なる快適な整体療法以上のものであるのは、それがこの目に見えず、定量化することのできないエネルギー交換を含んでいるからです。エネルギーが転移していく過程は、神秘的で謎に満ちています。私たちは何が起こっているかを、ただ被術者に治療中どのように感じたかを尋ねることによってのみ知ることができます――あなたは気持ち良くなりましたか、そしてもしそうなら、それはどのような形で生じましたか？

身体のさまざまな部位に圧を加えることによって、基礎的な生理学的機能に変化が生じ、ある種の効能が得られる、と簡単に言うこともできます。しかし修練を積んだ、高いレベルの知性、感性、観察眼を有する指圧療法士による治療は、より技能の劣る療法士がする同じ治療に比べ、より大きな効果を生み出すことも事実です。

最小限の接触

修練を重ね、最小限の接触で――例えば腹部に軽く手を置いただけ、あるいは時にはまったく触らずに――、被術者内部の「気」の流れに影響を与えることができる高い境地に達した療法士もいます。伝統的中国医学では、生きている人体は宇宙エネルギーの形象化したものと見なされます。人体という肉体的形態は、目に見えない「気」の層――物質的な身体と宇宙の全エネルギーの間のある種の「界面」――に包まれていると言われています。そのため、十分に修練を積んだ指圧療法士は、実際に身体に触れることなしに、何らかの方法でこの層に作用を及ぼし、癒しのエネルギーを被術者に与えることができるのではないかと考えられています。

エネルギー投射

このような次元の指圧が、ほとんどの人にとって手の届く範囲外のものだったとしても、こうした方法でエネルギーを感じ、投射できる能力を持っているかどうかを試してみることは意義のあることです。影響を及ぼしたいと思う部位から数センチメートル離れたところに、手のひらをかざします。そしてエネルギーの弱いところ、強いところを感じるように意識を集中させます。次に、適当と思えるまで自分の癒しのエネルギーを投射します。たとえ大きな効果が現れなかったとしても、そうすることによって、あなたは指圧の可能性に対するより深い洞察を得ることができ、あなたが実践しているこの療法の奥深さ、神秘をより強く感じ取ることができます。

宇宙エネルギー

古代中国哲学によれば、宇宙に存在する万物はすべてエネルギーからできているとされています。この哲学についてはp.10-33で詳しく解説しています。

指圧の基本療法

指圧には治療のための決められた順序というものはありません。誰でも自分の優先順位に応じて、また治療する相手の必要に応じてプログラムを組むことができます。この章で示している連続技は、指圧を始めたばかりの人が安全に行うことができる技法だけを集めたものです。伏臥位から始まり、次いで仰臥位に進み、さらに横臥位の連続技へと続きます。

本章の最終節では、座位の基本療法を見ていきます。全部の型を1回の治療で行う必要はありません。というのもそれには長い時間がかかり、施術者、被術者双方が疲れてしまうからです。

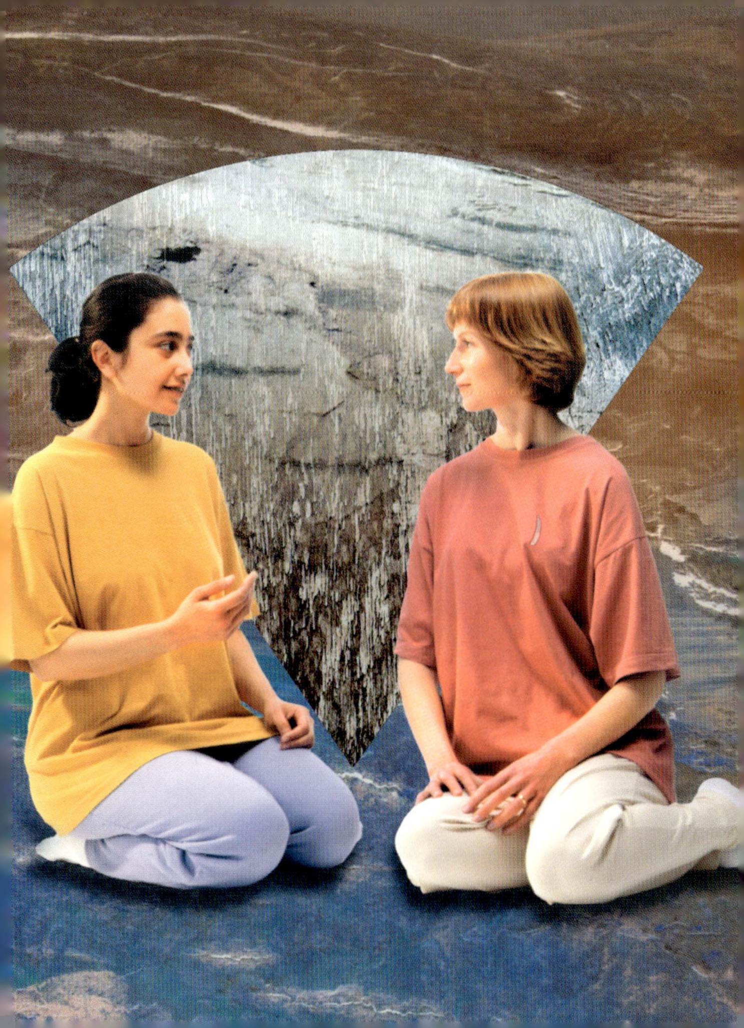

伏臥位指圧

伏臥位（うつ伏せ）は、指圧プログラムを開始するのに適した姿勢です。ほとんどの人にとってこの姿勢は、恐怖を感じさせない安心できる姿勢です。損傷を受けやすい腹部器官を保護するため背中を丸めたり、身を守るため相手に背中を向けたりすることは自然な性向です。対面する姿勢からではなく、このような本能にもとづいた型から治療を開始することは良い方針と言えます。

背部の経絡

伏臥位では、身体の裏側を通る経絡に作用を及ぼすことができます。治療することができる主要な経絡は膀胱経絡で、それは脊柱の左右両側に各2本ずつ枝を持っています。膀胱経絡はすべての器官に対し強力な統合的影響力をもっており、低い方向に流れる「陽」エネルギーを、頭からつま先へと運搬しています。背中と肩の筋肉は、一般にストレスや緊張によって影響を受けますから、これらの部位にゆっくりと強い圧を加えることから治療を開始することは、被術者の「気」を落ち着かせ、そのことによって後の治療効果を高めるという利点があります。小腸経絡の一部に肩のところで触れることができ、また腎臓経絡の一部にも、下肢の裏側を治療するときに容易に作用を及ぼすことができます。

被術者の姿勢

被術者をうつ伏せに寝かせます。楽に感じているかどうかを確認し、必要ならば胸部あるいは腹部に枕を置きます。頭を横向きにさせます。両腕は身体の横、少し離れ

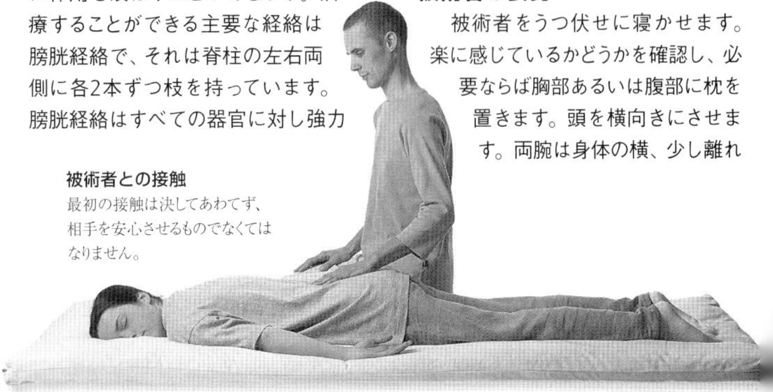

被術者との接触
最初の接触は決してあわてず、相手を安心させるものでなくてはなりません。

たところに休ませますが、頭の下に敷くようにしてもらってもいいでしょう。

施術者の姿勢

被術者の横に正座位で座ります。「気」の流れを促進するため、30秒ほど両手を擦り合わせます。「気」を落ち着け、手のひらを軽く被術者の腰に当て、呼吸と「気」の流れを感じ取ることに集中します。被術者に接触に慣れさせるため、そのままの姿勢で1分間ほどじっとしておきます。あなたの落ち着きと自信が被術者に伝わっていくはずです。あなた自身のエネルギーの中心、「腹」に精神を集中させ、治療中にこのエネルギーをどのように伝えるかをビジュアライズします。

注意事項

健康状態の良好な人にだけ施術するようにします。妊婦または最近急性疾患に罹った人、あるいは重い慢性疾患のある人に対して治療を行ってはいけません。発赤、発熱、腫脹、疼痛などの症状のある関節や組織に対して施術してはいけません。また自分自身の健康が優れないときは施術しないようにします。施術者または被術者が食後すぐの施術は避けます。少しでも疑問があるときは、施術してはいけません。

脊柱の伸展

身体背部に対する治療の第1ステージには、脊柱の高い位置と低い位置の両方に同じ圧を加える型が含まれています。この型は筋肉のコリをやわらげ、膀胱経絡を開くことができます。圧を両手から等しく伝達することにより、脊柱をやさしく伸展させ、腰椎曲線を緩やかにします。必要とされる圧を加えるため、「腹」を前方に押し出すことができるように、両膝を開いた跪座の姿勢を取ります。背中は真っ直ぐ伸ばし、胸と肩を開いた状態に保ちます。

1 脊柱の最も高い位置と低い位置に、両手のひらを置くことから治療を開始します。身体を前方に倒しながら、緩やかな圧を加えていきます。被術者の呼吸音を聞き、「気」の流れを観取するように努めます。こうすることによって脊柱をやさしく進展させることができます。

2 体重を乗せるようにして、両手の圧を強めていきます。被術者の反応に常に意識を集中させておきます。手を片方ずつ、被術者の背中の脊柱の向こう側、肩甲骨の真下と臀部のすぐ上に置き、再度体重を乗せて圧を強めていきます。次に脊柱の手前側にも同じことを繰り返します。

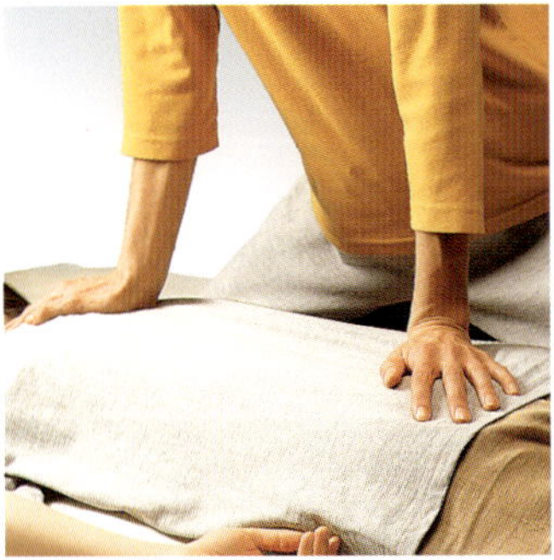

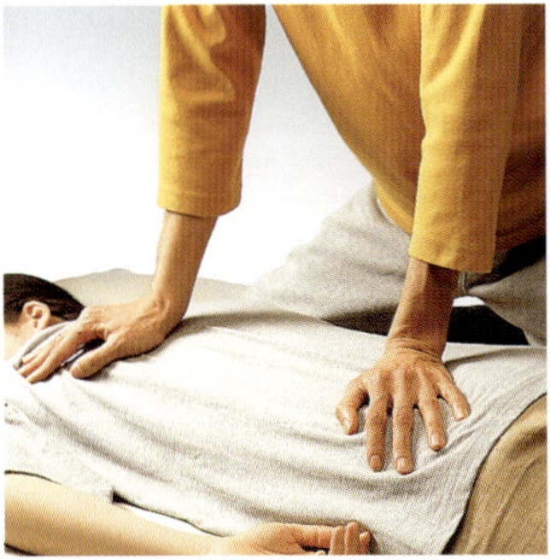

3 臀部の上の手を、再度遠い方の隆起の上に置き、もう一方の手は手前側の肩に置きます。身体を前方に傾け、一定の圧を加えていき、背中を対角線状に伸展させます。

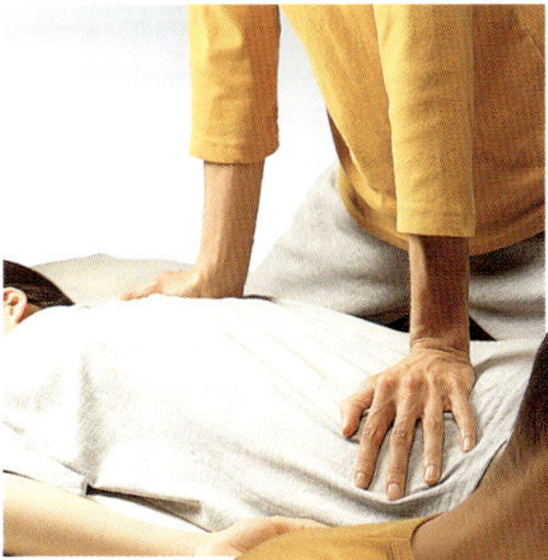

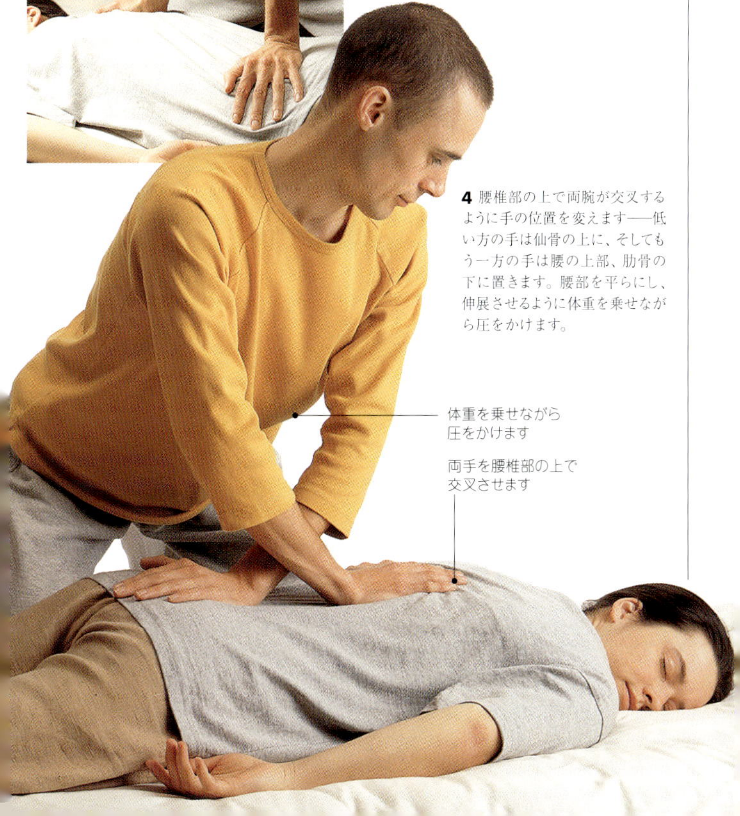
体重を乗せながら
圧をかけます
両手を腰椎部の上で
交叉させます

4 腰椎部の上で両腕が交叉するように手の位置を変えます——低い方の手は仙骨の上に、そしてもう一方の手は腰の上部、肋骨の下に置きます。腰部を平らにし、伸展させるように体重を乗せながら圧をかけます。

膀胱経絡への施術

さていよいよ膀胱経絡が開き、そこに焦点を合わせた施術を行う状態が整いました。脊柱の左右どちらか一方の側から施術していきますが、片側に2本の双子の経絡が走っていることを常に頭に入れておきます。脊柱に近い枝には兪穴（ゆけつ）と呼ばれる12穴のツボがあり、それらのツボは膀胱のエネルギーを他の臓器に供給する場所を表しています。

この経絡を下りながら圧を加えていくことによって、各々の器官に向かうエネルギーの流れを調整することができます。これにより、身体の全体系を賦活化し、膀胱エネルギーを調和の取れた形で全身に供給することができます。各々の兪穴の場所と、それがどの臓器にエネルギーを供給する穴であるかについては熟知しておくようにします。被術者に各々の兪穴について、やさしく感じるかそれともピリピリと刺激的に感じるかを尋ねます。というのは、それらのツボのどれかが敏感になっているということは、そのツボが表す臓器に不調和が生じていることを示しているからです。この点に精通しておくと、被術者の特別な依頼に的確に対応することができます（p.174-215を参照）。

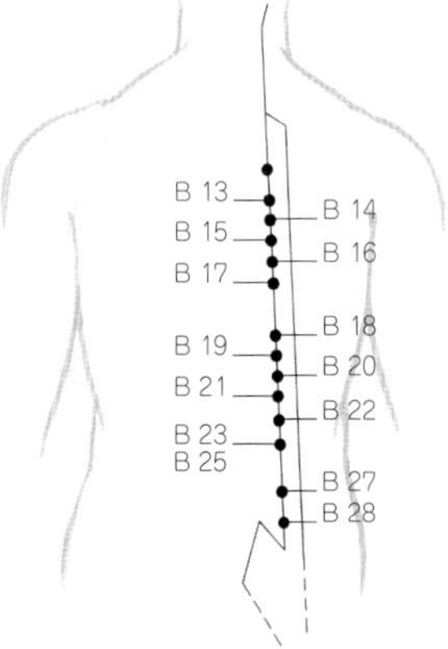

膀胱経絡の兪穴
膀胱経絡の内側の枝には、
そこを刺激することによってさまざまな
臓器へのエネルギーの流れに影響を
及ぼすことができるツボ（兪）があります。

上背部

上背部――指圧用語では上焦と呼ばれています――には、肺(B13)、心包(厥陰)(B14)、心臓(B15)、督脈(B16)、隔膜(B17)のためのツボ(兪)があります。これらの臓器は人体の血液と「気」の流れに関係しています。B17のツボは血液循環を活発にするために特に効果のあるツボです。

中背部

中背部――中焦――には、食物消化と人体への栄養供給をつかさどる臓器のツボ(兪)が含まれています。それらの臓器は、肝臓(B18)、胆嚢(B19)、脾臓(B20)、胃(B21)、三焦(B22)です。

下背部

下背部――指圧用語では下焦と呼ばれています――には、腎臓(B23)、大腸(B25)、小腸(B27)、膀胱(B28)のためのツボ(兪)があります。これらの臓器は、生殖機能、貯蔵、老廃物の排泄に関係しています。

背部の押圧

この節で説明する基本療法は、前節の説明最後の、被術者の横に座った位置取りから始めます。脊柱の両側に対して、さまざまな種類の圧、手技を使いながら治療していきます。脊柱それ自体には決して圧を加えないように気をつけます。圧は一定でなければなりませんが、決して強すぎてはいけません。

1 片方の手（上方の手）を、脊柱と遠い方の肩甲骨の間に置き、もう一方の手（下方の手）をその隣に置きます。

2 下方の手を使って、背中を仙骨に向けて擦ります。手根部を通して圧を加えていきます。上方の手は受動的なままにしておきます。

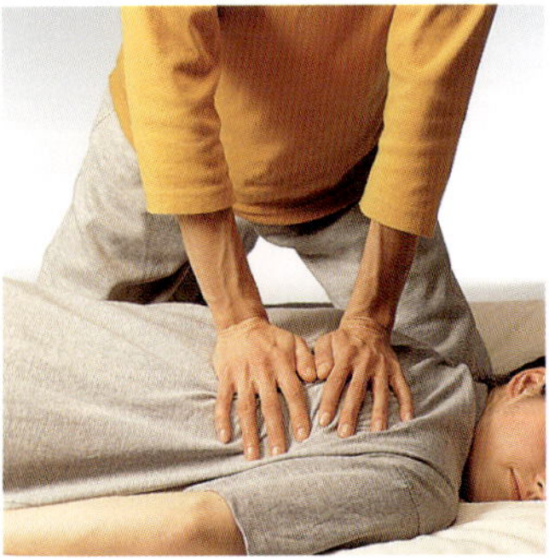

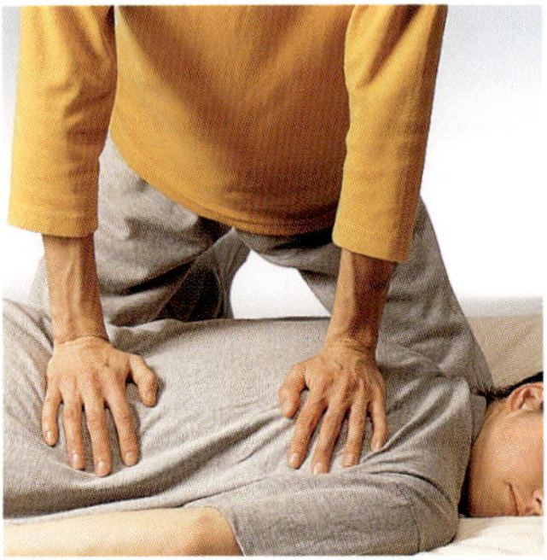

3 以上の2ステップを、脊柱の手前側に対しても行います。

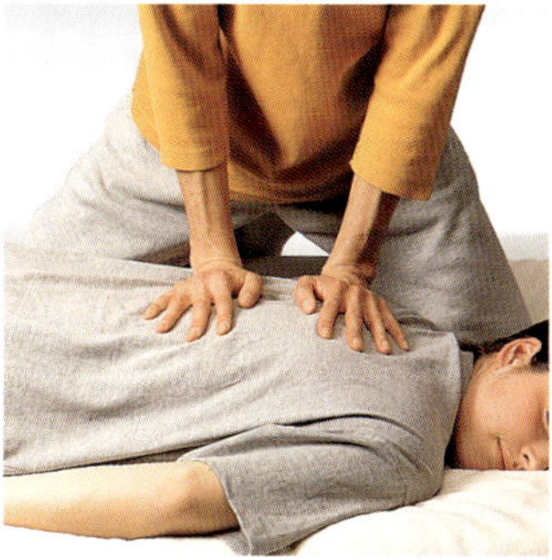

4 肘の下の平らな部位を使い、丁寧な深く浸透する圧を臀部の左右の隆起に順に加えていきます。

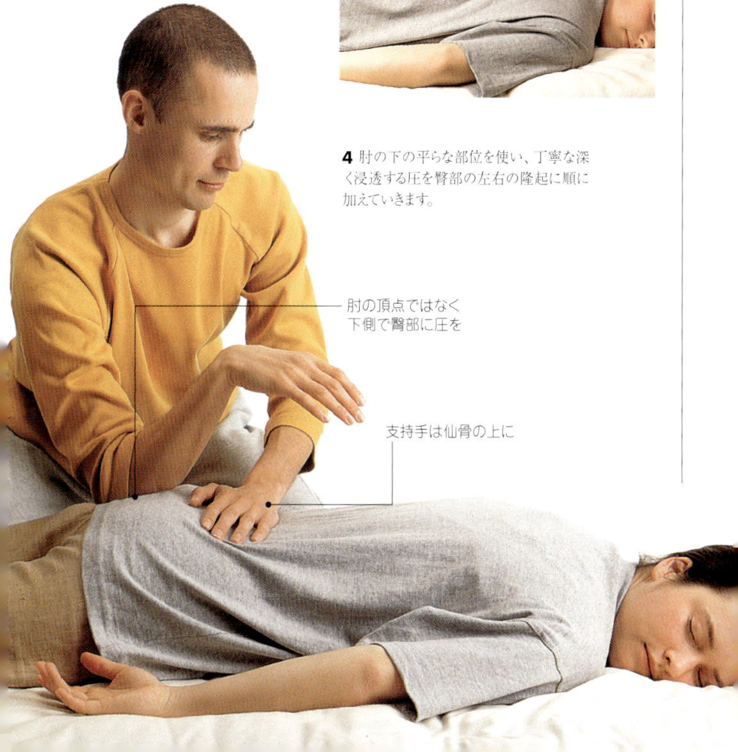
肘の頂点ではなく
下側で臀部に圧を
支持手は仙骨の上に

下背部および肩

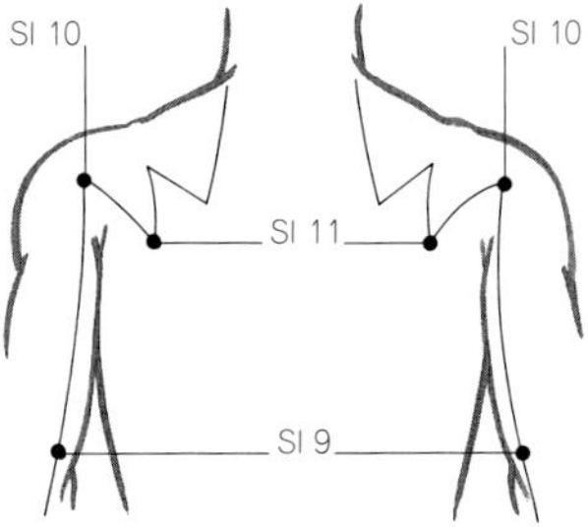

小腸経絡
肩を横切るように走っている
小腸経絡への指圧治療は、
肩の痛みとコリを解消させます。

下背部を治療するため位置取りを変え、踏み込み（ランジ）の姿勢を取ります。その姿勢のまま仙骨に向かって――この部位には膀胱経絡の多くのツボが集まっています――体重を預けていきます。

下背部

悪い姿勢や座ったままの生活に起因する症状に悩んでいる人に対して、この部位への圧は非常に効果的です。下背部はまた、緊張や欲求不満を生じさせる、ストレスに満ちた現代社会によって閉じ込められた強い感情のための部位でもあります。下背部への指圧はまた、（中国伝統医学によれば）人体下部の血液循環不全に起因する静脈怒張、生理不順、泌尿器障害などの諸症状の緩和にも効果的です。

肩

さて、肩に対して施術を行う用意ができました。ここでは、その一部が肩甲骨を跨ぐように走っている、小腸経絡に対して施術を行っていきます。小腸は、主に食物と水から不純物を分離する機能を担っています。小腸はこの機能を、脾臓、大腸、膀胱と密接に協力しながら果たしています。小腸の機能には、もう1つ別の心理学的側面があります。それは情報を分析し、有益なものを不要なものから選別吸収する能力に関係しています。小腸経絡のこの部分に対する治療は、頭と首に好影響を与え、強い局所的な効果を生み、首や肩の痛みやコリを解消させます。それはまた優柔不断な性格に悩む人に対しても効果的な場合があります。

このステージの基本療法では、掌圧を用います。背中や肩に激しいコリが生じているときは、さらに効果の高い技法を用いる必要があるかもしれません。それに関しては、後でもう一度（p.112を参照）、拇指を用いたより精密な治療について見ていきます。以上をマスターすることによって、さまざまなタイプの掌圧を用いて背部全体を治療することができるようになります。

注意

痛みのある首や背中に対する治療は慎重を要します。首の痛みに付随して、四肢のどこかに圧痛、麻痺、疼痛などの症状がある場合は医師に相談します。

下背部および肩の施術

さて、下背部に対してさらに進んだ治療を行う準備が整いました。踏み込み(ランジ)の姿勢を取ります。半膝立ちの姿勢で顔を正面に向けます。被術者に近い方の下肢は被術者の臀部の横で膝をつき、立てた下肢の方の足は被術者の肩の横に置きます。この姿勢を取ることによって、背部の上から下までを、筋違いや身体のふらつきの心配なしに精力的に治療することが可能になります。この基本療法においては、わりと強い圧を加えていきますが、治療に対する被術者の反応には常に十分な注意を払っておきます。肩の治療に際しては、小腸経絡の位置を常に頭に入れておき、確認できたすべてのツボに対して、手のひらの感覚を鋭敏にして圧を加えていきます。

1 踏み込みの姿勢では、両手を腰部の脊柱の両側に置きます。両手に体重を乗せ、それを「歩行」させるように仙骨に向かって移動させます。次に仙骨に対してしっかりした圧を加えます。

2 支持のため仙骨の上の圧を維持したまま、被術者を跨ぎます。両腕を仙骨に対して垂直にし、両手を組み、手根を合わせて両側から圧搾するようにします。

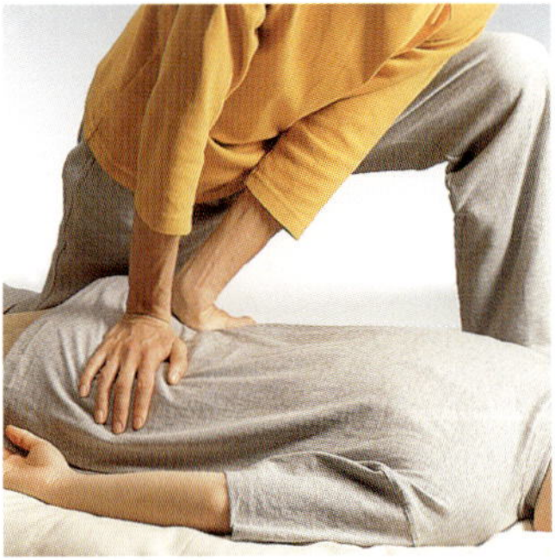

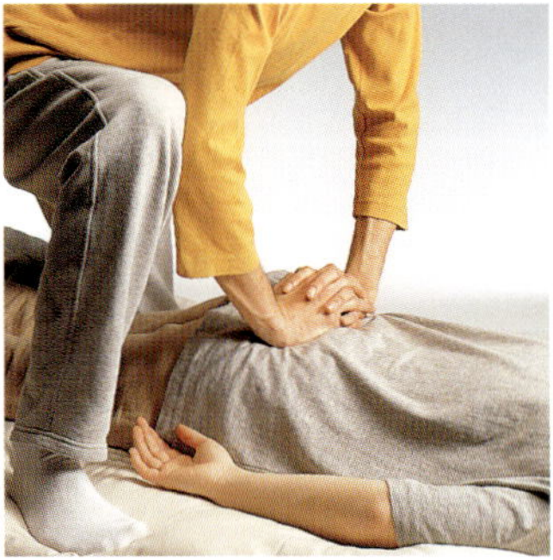

3 片方の手を接触の維持のため背中に置いたままで、被術者の頭の方に移動し、膝を開いた跪座の姿勢を取ります。両手を肩の中央に置き、体重を使って安定した掌圧をかけていきます。

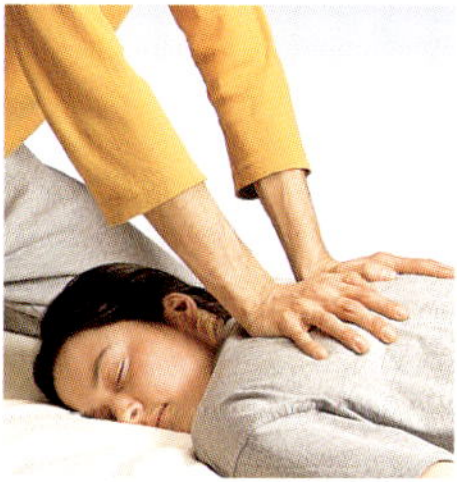

4 圧を加えながら、両手を肩に沿って徐々に離していき、肩甲骨の上に置きます。

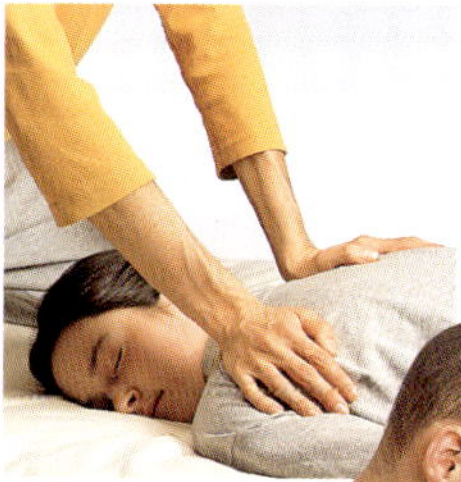

5 跪いた姿勢になり、背中の両側に対称的に掌圧を加えながら両手を下げていきます。そのとき絶えず垂直な圧を加えることができるように、「腹」も前方に移動させます。

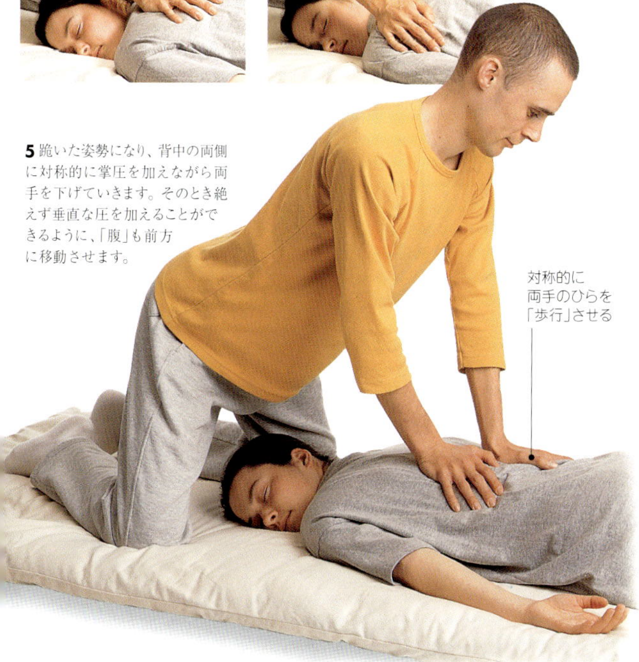

対称的に
両手のひらを
「歩行」させる

背部の拇指指圧

ほとんどの人が背中と肩に非常に大きなコリを蓄積させており、より効果の高い治療を望むときがあります。その場合は、前に位置を特定した膀胱経絡上の兪穴に特別な注意を払うことが必要になります。背部および肩の膀胱経絡と小腸経絡のツボに、拇指による指圧を行います。

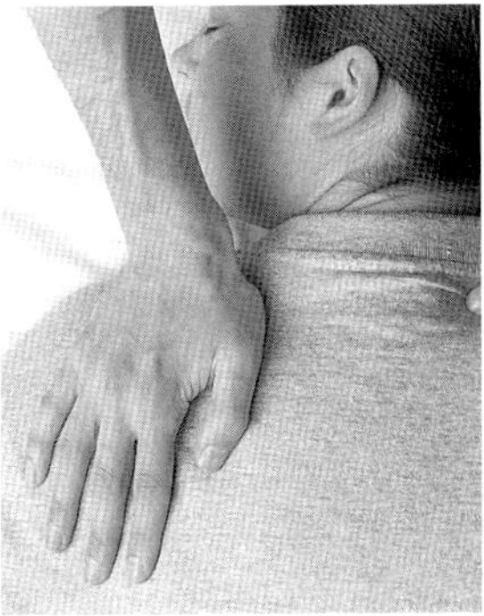

精密な施術
背部の拇指指圧によって、
膀胱経絡に点在する数多くのツボに触れ、
治療を施すことができます。

肩

この節の基本療法は、肩の裏側から始めます。前節の最後に取った位置、被術者の頭の位置から動く必要はありません。両手を被術者の肩の上に置き、少しの間楽な姿勢を取ります。「気」を落ち着かせ、深く呼吸し、自分自身を被術者のエネルギーに適応させ、それから治療を続けます。

肩甲骨の上には小腸経絡が通っていますから、その正確なコースに精通しておくようにします。この部位にはいくつかの重要なツボが存在しています。特に、小腸経絡9、10、11、12、13、14、15番は重要です。被術者が首、肩、腕に何らかの痛みがあると訴えているときは、これらのツボに拇指で圧を加えます。

脊柱

連続技は次に脊柱の両側へと移っていきます。膀胱経絡の内側の枝は、脊椎骨の正中線から1横指半左右に離れた、筋肉のすじの下を通っています。兪穴は膀胱経絡のこの枝の上に点在しています。外側の枝は、正中線から約3横指左右に離れたところに横たわっています。背中に対して拇指を90度の角度で置くことができるように位置取ります。

頭の位置から楽に手が届くのは、せいぜい肩甲骨までですから、そのままの位置からさらに遠い部位に手を伸ばしたりせずに、施術者の身体を跨ぎ前方に進みます。位置を変えるときも、必ずどちらかの手が被術者の身体に接触しているように気をつけます。良い指圧のための熟練の技とは、このように位置取りを変えるときなどの避けられない中断のときに、精神の集中を途切れさせないことにあります。こうした術は、指圧だけでなく関連する瞑想技法によって習得することができます。

肩および背部

この節で示す基本療法の最初の位置取りは、被術者の頭の所です。膝を被術者の耳の位置よりも前に進めないようにします。片方の手をその正面の肩を支持するために置き、もう一方の手の拇指で、その正面の肩の上の小腸経絡に対して圧を加えていきます。次に手の役割を変え、その反対を行います。膀胱経絡を指圧するときは、両手の拇指を並列にして脊柱を下っていきます。

1 拇指を使い、小腸経絡に沿って首から始め、肩甲骨を横切るように圧を加えていきます。手に触れる少しのコリも見逃さず解消していくため、感覚を鋭くして圧を加えていきます。

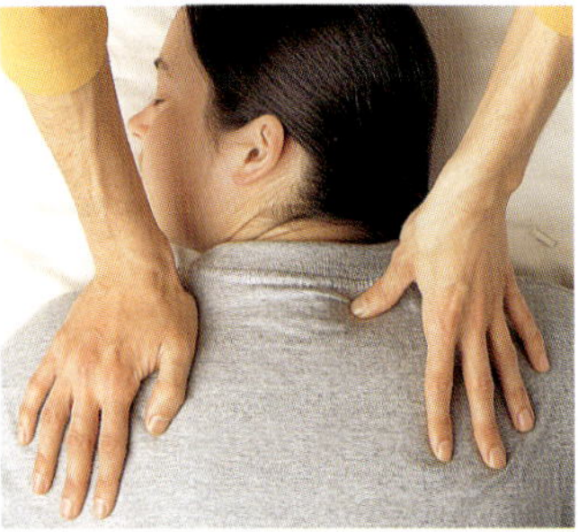

2 肩の外側、腋の上に位置するツボは、首と肩の症状を解消する非常に重要なツボです。1つでも放置するツボのないように慎重に進みます。両方の肩に対して施術します。

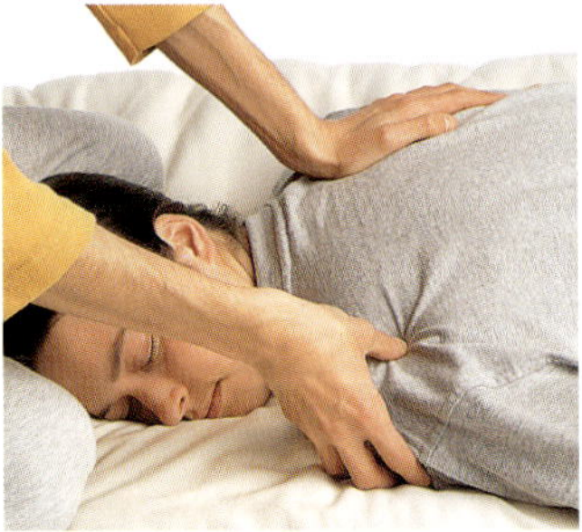

3 両拇指を並列にして、膀胱経絡の脊柱に近い方の枝に対して圧を加えていきます。首から腰部まで下がります。次に脊柱の両側、筋肉の稜線に沿って通っている膀胱経絡の外側の枝に対して圧を加えていきます。

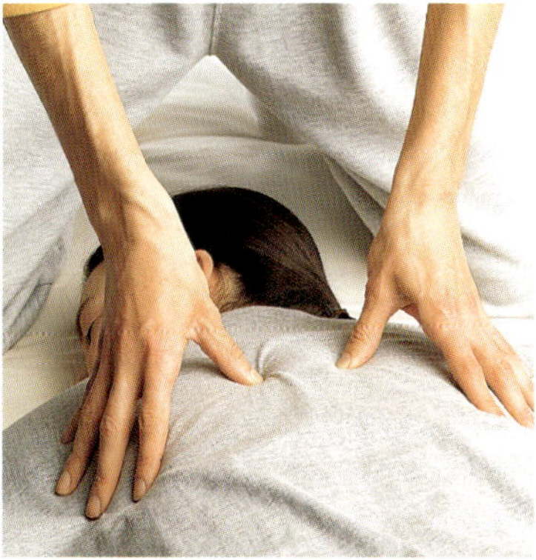

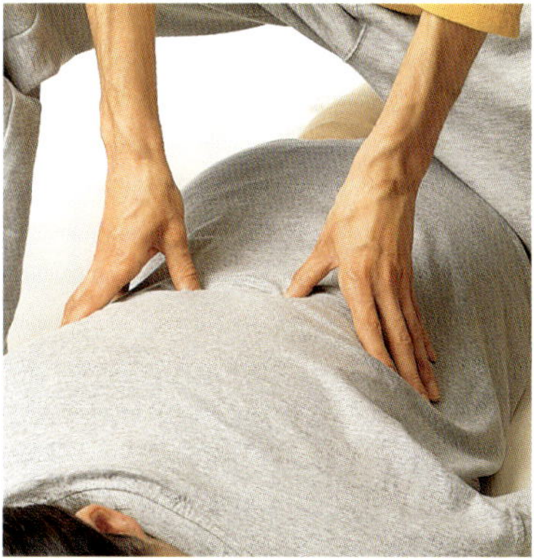

4 被術者の仙骨部の上に跨るように位置取り、膀胱経絡の全部の枝に対して、腰部から仙骨部へと下がりながら圧を加えていきます。次に膀胱経絡の重要なツボが多く位置している仙骨部位に対して拇指指圧を行います。

下肢裏側

膀胱経絡および腎臓経絡の下部に治療を行う段階に入りました。2つの経絡とも、下肢の裏側を通っています。両経絡はともに「水」の行に属しており、それらの機能は相互に密接な関係を持っています。膀胱経絡の特徴については、すでに見たとおりです。腎臓経絡は「陰」エネルギーを身体の上方に伝達します。腎臓エネルギーは健全な身体に流れますから、激しい仕事で無理をしている人に衰退が生じやすくなります。腎臓に変調が起きると、排尿障害、生殖器障害、腰痛、脱毛などの症状となって現れます。腎臓経絡に対する治療は、不安定な生活スタイルの人に安定の感覚をもたらすのに効果があります。生理不順に悩む女性の治療に際しても、腎臓経絡を調べてみることは有益でしょう。

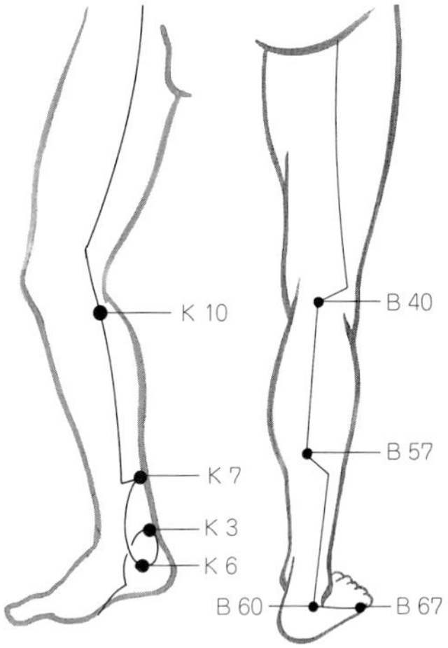

膀胱経絡および腎臓経絡

膀胱経絡は、「陽」エネルギーを下肢を通り下方へと伝達します。腎臓経絡は、「陰」エネルギーを上方へと伝達します。

大腿部

この基本療法は、大腿部付け根から始めます。被術者の横で、両膝を開いた跪座の姿勢を取ります。この姿勢を取ることにより、片方の手で臀部に接触し、もう一方の手で足に触ることができるようになります。支持手を仙骨の上に置き、もう一方の手で、大腿部付け根の膀胱経絡に掌圧と拇指圧を加えます。次に遠い方の大腿部内側に位置する、腎臓経絡に掌圧を加えます。そのままその腎臓経絡に拇指圧を加えながら下がります。大腿部内側は敏感な部位ですから、ゆっくりと進むようにします。深く呼吸しながら、数秒間は圧を加えつづけます。指圧の効果を高めるため、「腹」エネルギーを使います。

下腿部

次に下腿部に移り、ふくらはぎの中央部を通り足首の外側に向かう膀胱経絡に、掌圧と拇指圧を加えていきます。膝の裏側の膀胱経絡40番（委中《いちゅう》）のツボに対する指圧は、腰痛に対して特に効果的です。

この部分の基本療法には、足首と足に対する施術が含まれています。それらの部位には膀胱経絡60番（崑崙《こんろん》）、67番（至陰《しいん》）などの重要なツボが多く位置しています。これらのツボに対しては、十分な時間を取って入念に治療していきます。

注意

炎症、痛み、腫脹、静脈怒張などの症状のある部位には絶対に圧を加えてはいけません。静脈怒張の部位に対する指圧は、血栓を惹起する場合があります。

下肢裏側の基本療法

前節の基本療法は、被術者の仙骨の上に跨がる形で跪いた姿勢で終わりました。そこから、片方の手を仙骨の上に置いたまま、被術者の横、大腿部の傍に移動します。膝を開いた跪座の姿勢を取り、大腿部の上から下までを治療していきます。下肢の大腿部および下腿部の治療にあたっては、圧の強さに十分気をつけます。ほとんどの人の大腿部裏側には大きな筋肉があり、比較的強い部位ですが、膝の裏側とふくらはぎは敏感な部位です。部位に応じて加える圧を加減します。被術者が痛く感じることがないように、被術者の下肢の下に十分な敷物を敷いておくことが必要です。1から5までのステップを身体の片側で終了し、次に反対側で同じ型を繰り返します。

1 片方の手を仙骨の上にしっかりと置きます。もう一方の手を自分に近い方の大腿部の付け根中央におきます。腕に体重を乗せていきながら圧を加えていきます。

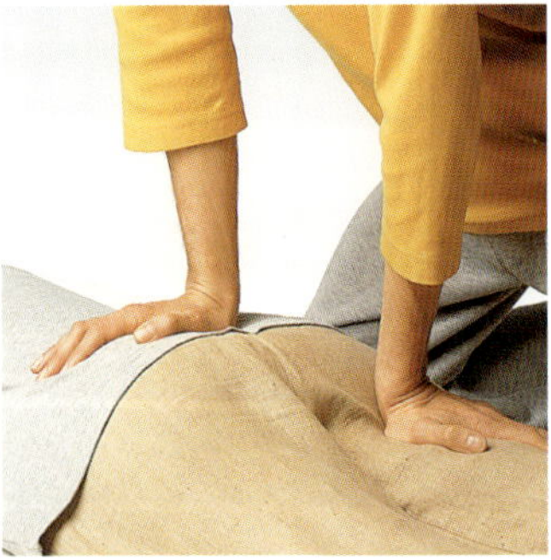

2 術手（能動的な手）でしっかりした圧を加えながら、順を追って大腿部中央から膝まで下がっていきます。あなたのエネルギーを肩や背筋を通じてではなく、「腹」を通じて被術者に送ります。

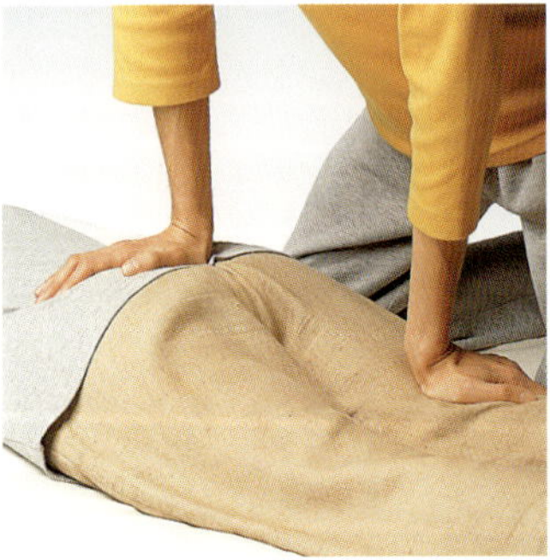

3 術手を反対側の大腿部付け根に移動させます。最初は大腿部内側に掌圧を加え、次に腎臓経絡に沿って拇指圧を加えていきます（ここは敏感な部位です）。

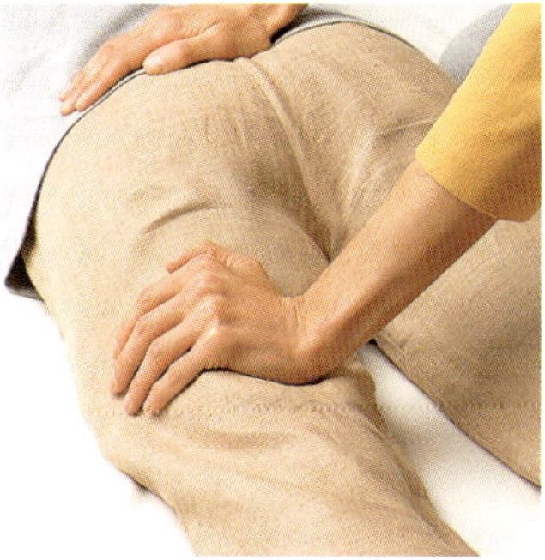

4 手前側の下肢に掌圧を加えます。膀胱経絡に沿って下がりますが、この経絡はふくらはぎの筋肉の下で、中央部から外側へとコースを変えていますから注意します。

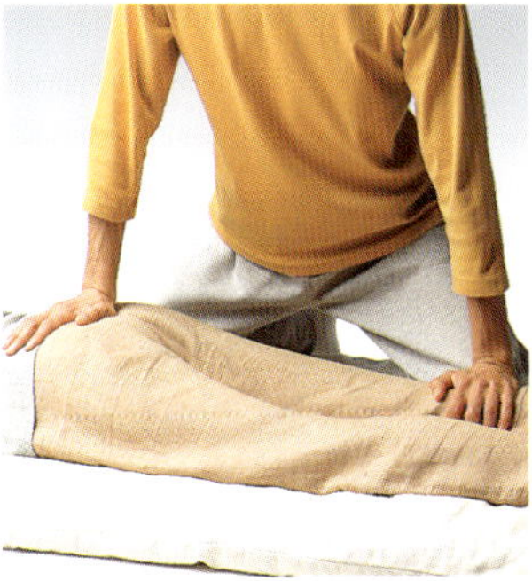

膀胱経絡に
対する
拇指圧

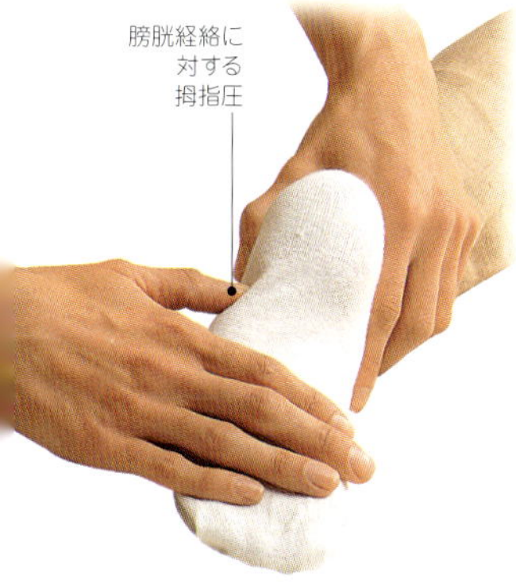

5 支持手で足を支えながら、足の外側を通っている膀胱経絡に沿って拇指圧を加えていきます。次に1～5までのステップを反対側で行います。

6 両足を使い被術者の両足の下側に圧を加えます（この技法についてはp.95を参照）。別の方法として、踵を使い徐々に強い圧を加えていってもいいでしょう。

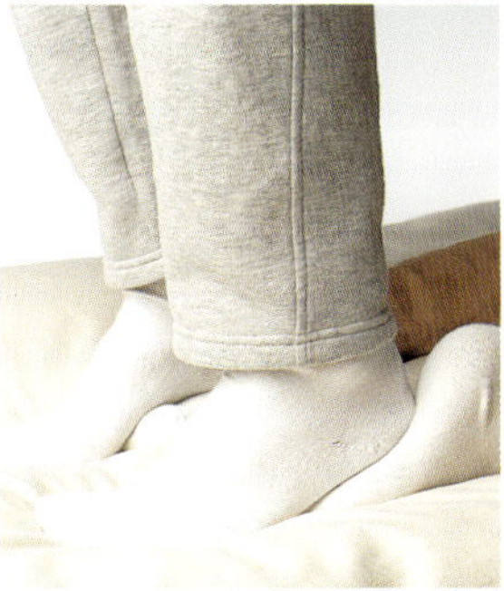

下肢の屈曲・伸展

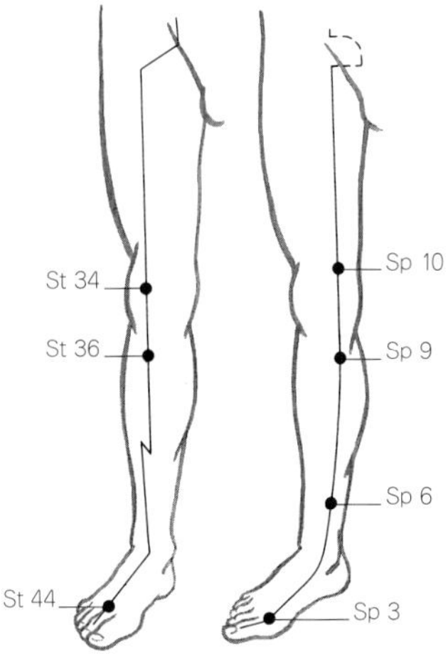

下肢表側の経絡
下肢の屈曲・伸展によって胃経絡(左)と脾臓経絡(右)を開き、エネルギーの流れを増進させます。

これまでの基本療法では、圧を加えるという形で治療を行ってきましたが、この節では、屈曲、伸展、回転という技法を用います。これらの技法は、運動性を改善し、後で行う仰臥位での施術の準備として、胃経絡と脾臓経絡を「開く」ことを目的として組み立てられています。これら2つの経絡はどちらも鼡径部を通っていますから、その部位を伸展させることによって開くことができます。

胃および脾臓

この2つの臓器は、主に栄養補給と滋養に関係しています。これらの臓器のエネルギーは、精神的活動が主体の生活をしている人に減衰が起こりやすくなっています。これらの経絡を開くことによって、被術者と大地とのエネルギー連結が改善され、大地に足の付いた感覚をもたらすことができます。次の見開きで示しています受動的伸展はまた、座ったままの生活が多い人に起こりがちな、関節の硬直に対しても効果があります。自分自身で伸展の体操をするエネルギーや強さを持たない人にとっては、これらの技法はとても喜ばしいものに感じられるでしょう。

許容限度

指圧伸展法は、被術者に気分的な安らぎと活力をもたらすことができますが、施術に際しては、その手技が安全で許容される限界を越えようとしていることを示す徴候を見逃さないように、神経を集中させておく必要があります。そのための簡単な手引きというものはありません。関節の硬さ、柔らかさは、人によって、また同じ人でも関節ごとに違います。急に圧を強めたりすると、被術者の身体を傷つけるおそれがありますので、必ずゆっくりと施術を行います。決して力によって動かそうとしないようにし、被術者が声や表情その他の身体的表現で、伸展が気持ち良い限度を越えようとしていることを示すときには、すぐにその動作を中止できる心構えをしておきます。

重い四肢への治療は、施術者にかなりの疲労を強いる場合があります。四肢を持ち上げるときは、体重を身体の「下側」に保持したまま行い、安定した圧を加えていきます。こうすることによって、最小の力で最大の効果をあげることができます。腕の筋肉に頼った動作ではなく、「腹」からの動作を行い、そのエネルギーを活用します。そうすることによって被術者の身体に共鳴的な反応を作り出すことができます。

注意

膝関節症の既往歴を持つ人の下肢を屈曲するときは、十分に注意します。そのような病歴を持つ人の膝を限度いっぱいまで屈曲させると、膝に痛みを生じさせたり、損傷させたりするおそれがあります。

下肢伸展・屈曲の基本療法

前節からの継続で、被術者の横側から施術します。あなたが位置している側の下肢を、片方の手で持ち上げ施術していきます。このページで示す型を行っている間は、支持手は常に仙骨の上に預けたままにしておきます。そのことによって、足の回転を行っている間に臀部が持ち上がるのを防ぎ、安定した姿勢を保つことができます。それはまた、「気」の流れを増進し、エネルギーの連結を生み出します。

1 近い方の足を掴み、同じ側の臀部隆起の上に持っていきます。被術者が気持ち良いと感じる限度内で、緩やかな、しかし、しっかりとした圧を加え臀部に近づけていきます。

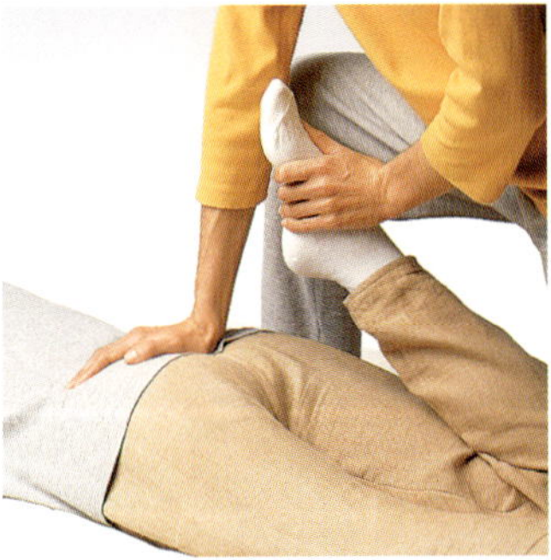

2 その足を膝の上まで戻し、手前側の臀部隆起の外側に向けてゆっくりと押します。気持ち良いと感じる限度を越えて伸展させないようにします。

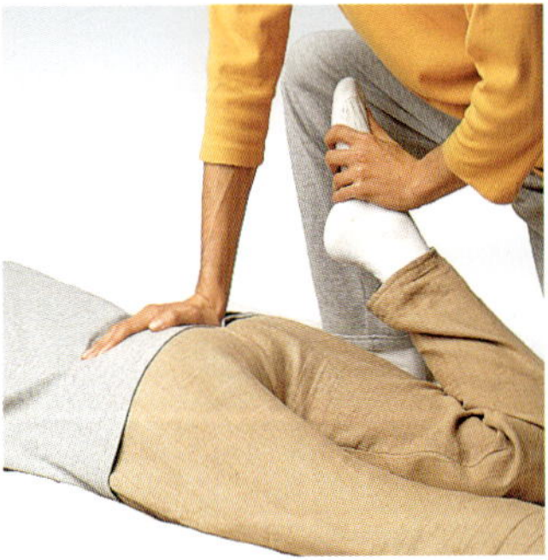

3 再度足を戻します。
今度は反対側の
臀部隆起に向けて、
ゆっくりと気持ち良いと
感じる限度まで伸展させるように
圧を加えていきます。

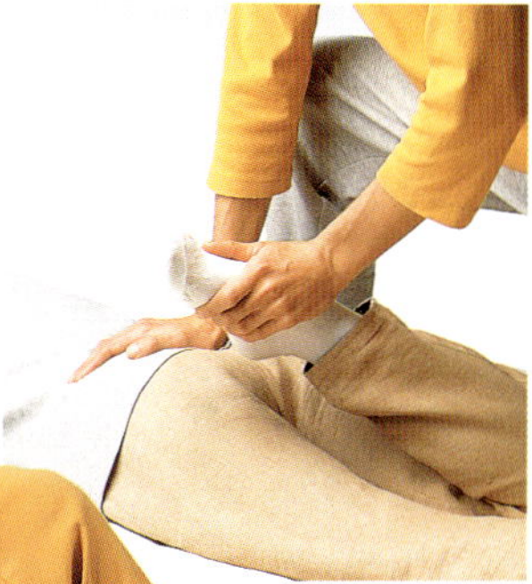

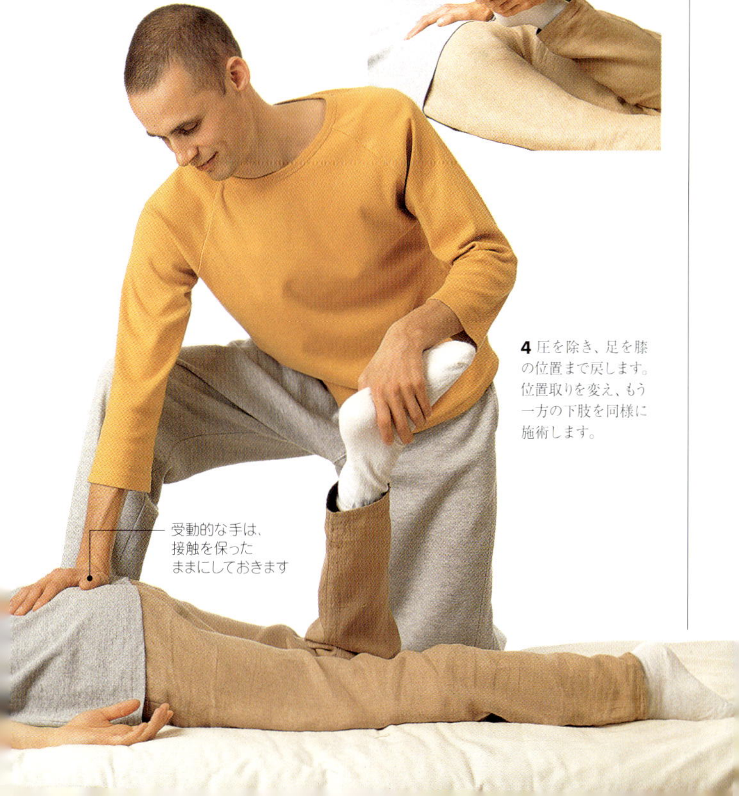
受動的な手は、
接触を保った
ままにしておきます

4 圧を除き、足を膝の位置まで戻します。位置取りを変え、もう一方の下肢を同様に施術します。

仰臥位指圧

伏臥位の連続技を終えたところで、施術者、被術者共に一時休憩します。それから被術者を仰向けに寝かせ、仰臥位指圧に移っていきます。この姿勢においては、胸部や腹部など、感情に関係する主要な身体的部位のいくつかが露出されますので、被術者は不安感を高めるかもしれません。被術者の気持ちが完全に落ち着くのを待ち、またあなたの位置取り、動作にも十分気をつけます。

被術者の横に位置取り、正座位の姿勢で座り、顔を正面に向けます。腕の力を抜き、片手を被術者の臍の上に置きます。数秒間「丹田」に「気」を集中し、自分自身を被術者の呼吸のリズムに同調させます。それから治療に移っていきます。

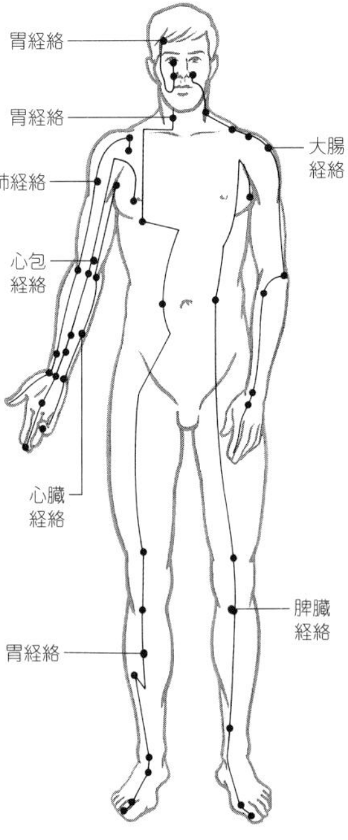

表側の経絡

仰臥位では、肺、大腸、脾臓、胃、心臓、心包の経絡に対して治療することができます。

肺経絡および大腸経絡

仰臥位連続技の第1ステージでは、腕に対する治療を行っていきます。この部位には、肺経絡、大腸経絡、そして心臓経絡と心包経絡の一部が通っています。肺と大腸は、共に「自己」と「外界」の境界線を越える活力と能力に関係しています。肺は外界から「気」を吸収し、それを身体全体に送ります。肺の機能が弱まると、疲労、息切れ、風邪に罹りやすくなるなど、全般的な呼吸器障害の症状へとつながります。

大腸は排泄と関係しています。大腸経絡のエネルギー不足は、下痢、便秘、風邪、副鼻腔炎などの症状となって現れます。

心臓

心臓経絡は腕の内側を通っています。この部位に対する指圧は、特に循環器障害や体温調節機能の低下に悩む人に効果的です。

心包

この経絡は心臓と密接に連係しながら働きます。この経絡に対する指圧は、気分を落ち着かせ、胸部の筋肉のコリを和らげます。それは感情的なストレスが溜まっていたり、発熱を伴う病気に罹っているときに特に効果を発揮します。

腕・肩の基本療法

腕と肩に対する治療を始める前に、治療効果を半減させることがないように、まず被術者の緊張をほぐします。施術を行う方の腕を持ち上げ、やさしく振りながら、被術者に腕の緊張を追い出すようにと語りかけます。被術者の腕から力が抜け、ダラッとした状態になるまで続けます。さて、いよいよ腕の経絡に順番に施術していきます。経絡の位置を正確に特定するには訓練と経験が必要ですが、以下に示すとおりに順を追って腕の位置を変えていくことによって、腕の経絡に容易に触れることができるようになります。

1 被術者の肩の横で半膝立ちの姿勢を取ります。支持のため内側の手を被術者の肩に置き、もう一方の手で腕を持ちます。その腕を被術者の頭の上までゆっくりと動かし、次に側方へと回転させます。被術者が気持ち良いと感じる範囲内で動かすようにします。

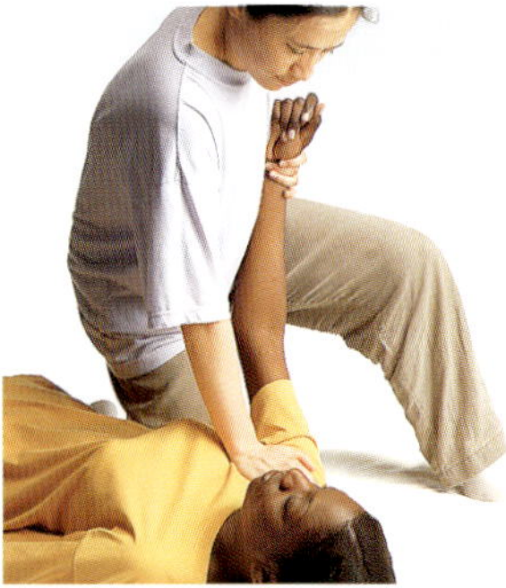

2 その腕を手のひらを上向きにして、被術者の横に約45度の角度で置きます。肩から手首に向かって掌圧を加えます。次に肺経絡に沿って拇指圧を加えていきます。

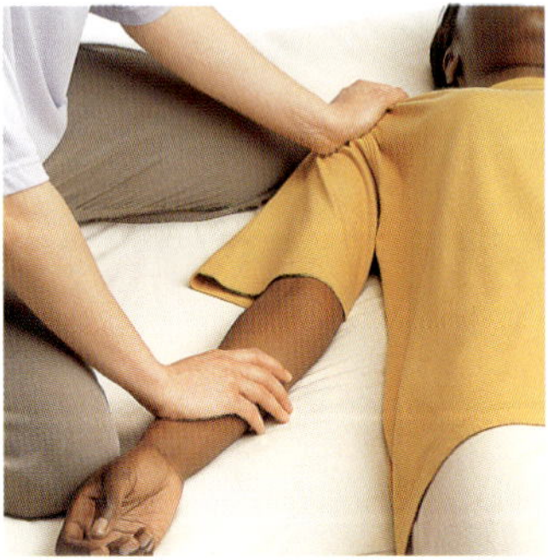

3 その腕を被術者の身体から少し離し、腕の中央やや内側に位置する心包経絡に沿って、最初は掌圧を、次に拇指圧を加えていきます(p.124-5を参照)。

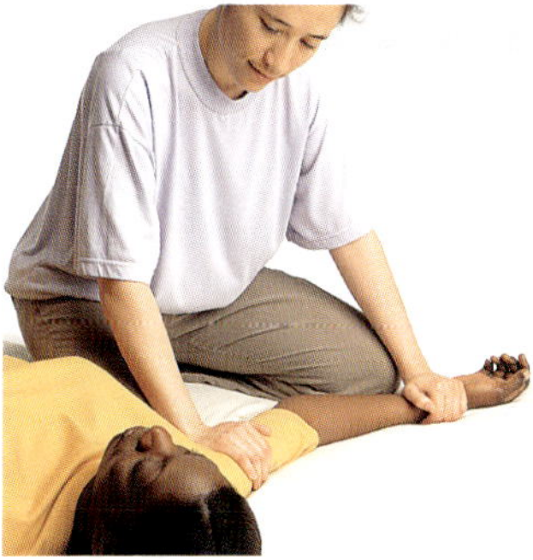

4 その腕をやさしく被術者の頭の上まで移動させ、心臓経絡(p.124-5を参照)を下りながら掌圧を加えていきます。この位置取りからは、心臓経絡の位置はわかりやすくなっています。

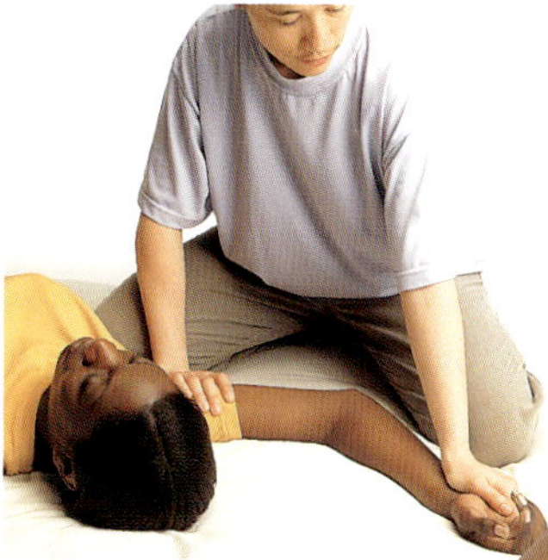

5 被術者の拇指および四肢を、それぞれやさしく付け根から指先まで伸展、圧搾し、この基本療法を終えます。

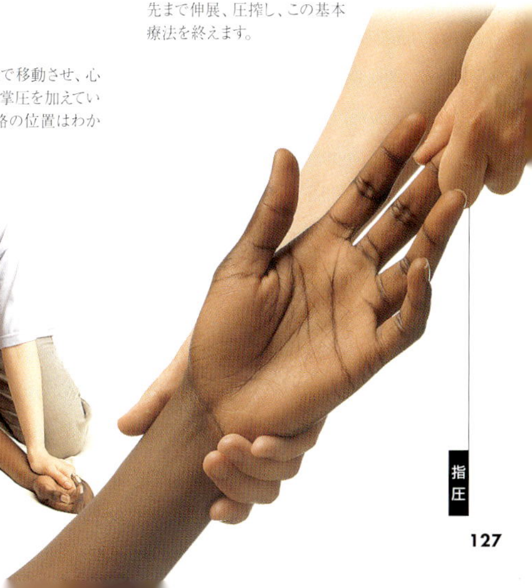

顔・頭・首への指圧

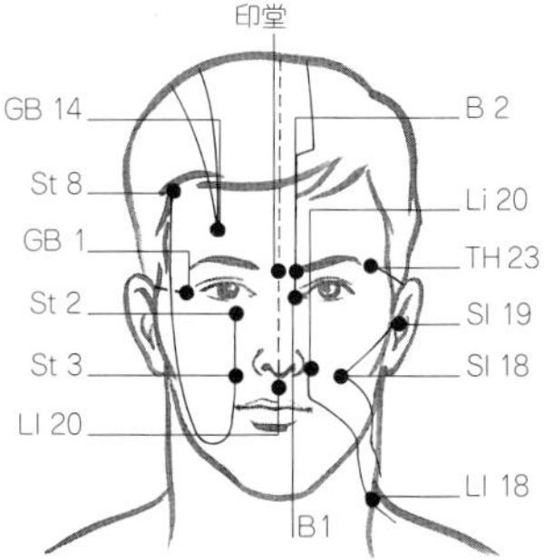

顔の経絡

顔と首には経絡とツボが
集中的に存在しています。

仰臥位は、顔、頭、首を通る経絡に指圧を行うための理想的な姿勢です。被術者にとっては、顔を正面に向けているときは支持の必要もなく、十分にリラックスすることができます。施術者にとっては常に位置取りを調整する必要もなく、適切な圧を加えることに意識を集中させることができます。この基本療法は、ほとんどいつでも被術者に喜ばれますし、時間が限られているときは、この型だけで、相手の気分を素晴らしく和ませ、活力を与えることができるミニ指圧となります。

「陽」経絡

多くの経絡をこの基本療法で指圧することができます。「陽」経絡はすべて含まれています。すなわち胆嚢、小腸、大腸、三焦、膀胱、胃の経絡です。それらの経絡には、感覚器官にとって最も重要なツボが含まれています。眼と視力のためのB1（晴明《せいめい》）、耳のためのTH21（耳門《じもん》）・SI19（聴宮《ちょうきゅう》）、そして鼻のためのLI20（迎《げい》香《こう》）などです。

督脈

督脈には頭から顔にかけてのツボで触れることができます。それは身体の正中線を通る2本の経脈（もう1本は任脈です）のうちの1つです。他の経絡は身体の左右に一対で存在しますが、この2本の経脈はどちらも1本だけです。督脈は脊柱の下端から頭頂部まで走っています。それは「陽」経絡を監督し、それら全部とつながっています。頭と顔の正中線上の督脈のツボに対する指圧は、強力な効果を生み出します。それは気分を明るくし、思考を明晰にします。督脈の上、両眉毛の真中にある「印堂《いんどう》」と呼ばれるツボは、心身を調和させ、気分を落ち着かせるのに特に効果のあるツボです。

基本療法

多くの経絡がかなり接近して通っている顔と頭に対して施術するときは、すべてのツボを正確に特定しようとあまり熱心になり過ぎないことが大切です。前額部、眉毛の周囲、鼻骨の下、顎の線、これらの自然な骨格の輪郭をなぞりながら、その近く一帯に圧を加えることで、ほぼすべてのツボに触れることができます。この連続技のほとんどすべてにおいて四指の先端を使います。四指指圧は、圧を程好い正確さで最も良く調整することができます。

頭への指圧

「陽」の「気」は身体の上部、頭に蓄積し、頭痛、イライラ、口の渇き、顔面紅潮などの症状を惹き起こすことがあります。頭に対する指圧は、過剰な「陽」の「気」を効果的に放散させます。

顔・頭・首の基本療法

被術者の頭のすぐ後ろに位置取ります。治療にあたっては、頭と首を支持するため枕を用意します。基本療法はまず、頭と身体の間の「気」の流れを増進するため、首の緊張をほぐすことから始めます。首の緊張が取れたら、次に被術者にゆったりとした安心感を与えるため、被術者のこめかみに両手のひらをやさしくあてがいます。それから経絡に対する指圧を始めます。

1 被術者の頭を両手でやさしく抱き上げます。そのとき両手の指を、頭蓋底部の輪郭に沿って当てておきます。頭をやさしく持ち上げ、ゆっくりと引っ張りながら首の関節を「開き」ます。これは非常に精緻な動きです。

2 両手を被術者の頭の下に置いたまま、ゆっくりと頭を左右に回転させ、首の緊張を解きほぐし運動性を高めます。この動きはやさしく滑らかに行うことが大切です。

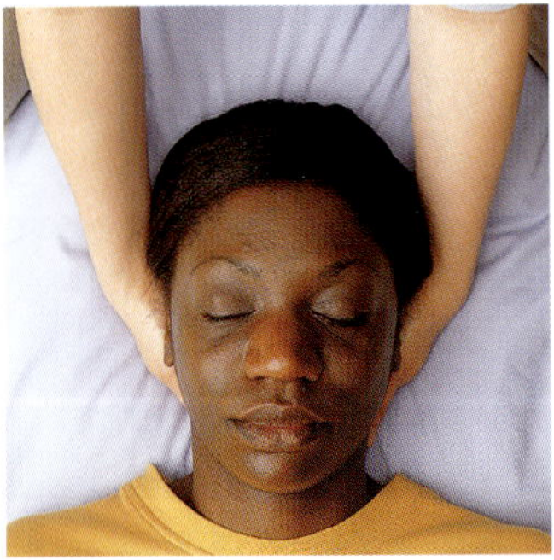

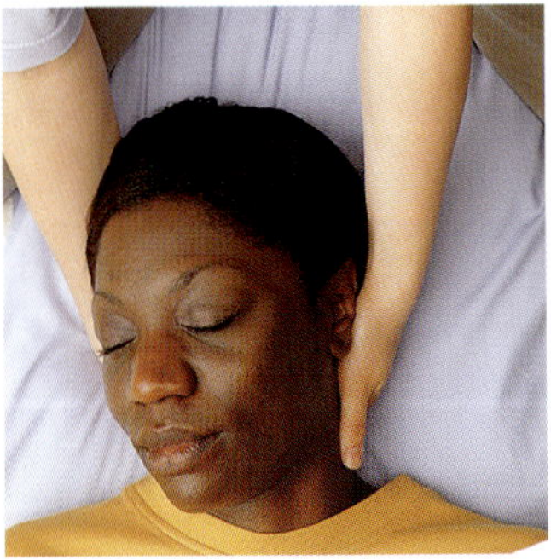

3 両手の手根を被術者のこめかみにやさしく当てたまま、後頭部の中心線に沿って四指先端で圧を加え、それから図のように顔の骨格の輪郭に沿って指圧を行っていきます。前額部を上から下へ、次に両眼窩の周囲、頬骨、そして鼻骨の周囲へと進みます。適切と判断したツボに対しては、やや強く圧を加えます。

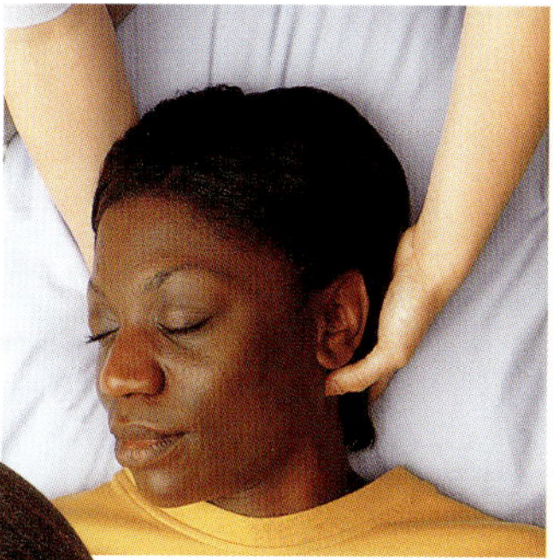

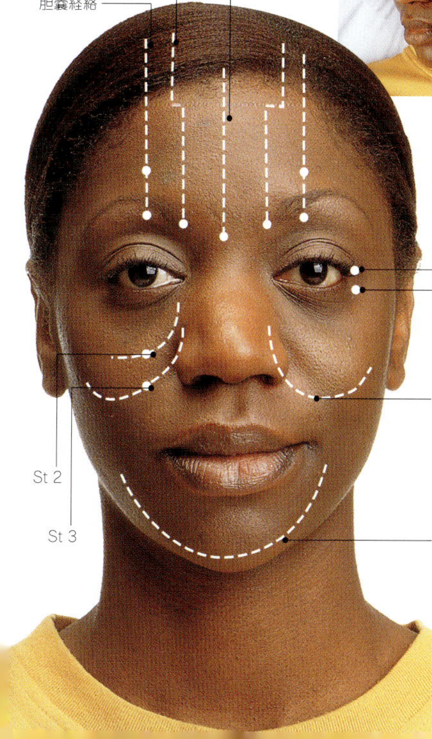
膀胱経絡
督脈
TH 23
GB 1
頬骨に沿った指圧は、
眼、鼻、副鼻腔に
良い効果を与えます
顎骨の輪郭に沿って
圧を加えます

4 顔を横に向けるように頭を回し、そちら側の手で支えます。もう一方の手の拇指を使い、軽い圧を後頭部の耳の後ろ、首の側面へと下がりながら加えていきます。顔を反対側に向け同じことを繰り返します。

臀部および下肢への指圧

この基本療法では、胃、脾臓という「土」の行に属する臓器の経絡に焦点を当てます。この2つの臓器は食物の消化に関係していますから、この経絡の「気」の流れを良くすることによって、大地との結びつきを強め、栄養吸収を増進させることができます。暴飲暴食の悪習は、「土」のエネルギーを減衰させ、消化不良と不安を惹起します。脾臓の不調和はまた、生理不順の原因ともなります。

基本療法および技法

この基本療法には、胆嚢と肝臓の経絡に対する指圧も含まれています。胆嚢経絡に対する指圧は、脂肪性食物の消化に悩む人に効果的です。この2つの経絡に対する治療はまた、関節障害に苦しむ人の症状を全般的に改善する効果があります。というのは、それらの臓器が属している「木」の行は、靭帯と腱を支配しているからです。技法としては、伸展、回転、掌圧、拇指圧などを用います。下肢は強い部位ですから、かなり強い圧を加えることが可能です。しかしふくらはぎの内側の脾臓経絡と肝臓経絡に対しては、慎重に圧を加えていきます。その部位は大抵の人にとって敏感なところだからです。被術者の反応を確かめながら、ゆっくり圧を加えていき、いつでも弱められるようにしておきます。どのステージにおいても、「腹」を使って治療することを忘れないようにし、身体をしっかりと安定させておきます。

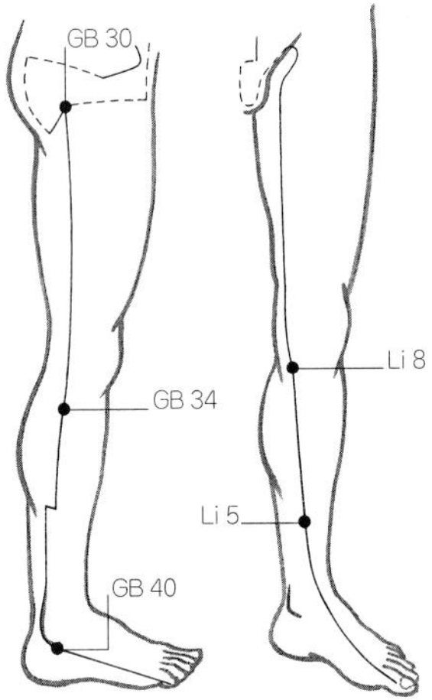

下肢の「木」の経絡
胆嚢(左)と肝臓(右)の経絡は、仰臥位で施術することができます。

臀部・下肢の主要なツボ

これらの部位の施術に際しては、多くの重要なツボと遭遇します。胃と脾臓に関係するツボについてはp.120で示しています。

Sp6　「三陰交《さんいんこう》」と呼ばれるツボで、性機能障害と生理不順にとって重要です。妊婦の場合はこのツボを刺激してはいけません。

Sp10　「血海《けっかい》」と呼ばれるツボで、出血過剰を抑制します。

St34　「梁丘《りょうきゅう》」と呼ばれるツボで、胃痛に効果があります。

St36　「足三里《あしさんり》」と呼ばれるツボで、免疫系の働きを活発にし、疲労に対して効果的です。

GB30　「環跳《かんちょう》」と呼ばれるツボで、臀部の痛みと坐骨神経痛に効果があります。

GB34　「陽陵泉《ようりょうせん》」と呼ばれるツボで、筋肉や腱の硬直をほぐします。

Li5　「蠡溝《れいこう》」と呼ばれるツボで、情緒障害に効果があります。

注意

骨盤の関節障害の既往歴のある人、あるいは臀部を動かすと痛みや違和感を覚える人に対しては、細心の注意を払って施術します。次ページに示す技法は、骨盤の関節のずれを経験したことのある人には絶対に用いてはいけません。

臀部および下肢の基本療法

この基本療法は、最初に骨盤の関節の運動性を高めることから始めます。それによって経絡を開き、臀部および下肢の緊張をほぐし、経絡とツボへの指圧に対する感受性を高めます。この連続技には、肘を使った大腿部への施術も含まれています。この技法はほとんどの人に適しており、喜ばれますが、骨格が繊細な人や、老齢の人に対しては、肘圧ではなく掌圧の方が適当な場合もあります。

1 被術者の下肢の横に跪座の姿勢で座り、被術者の頭に顔を向けます。外側の手を支持のため被術者の下腹部に置きます。内側の手で膝を持ち上げ、骨盤の関節をゆっくりと各方向に回転させます。被術者に力を抜くようにと語りかけながら行います。

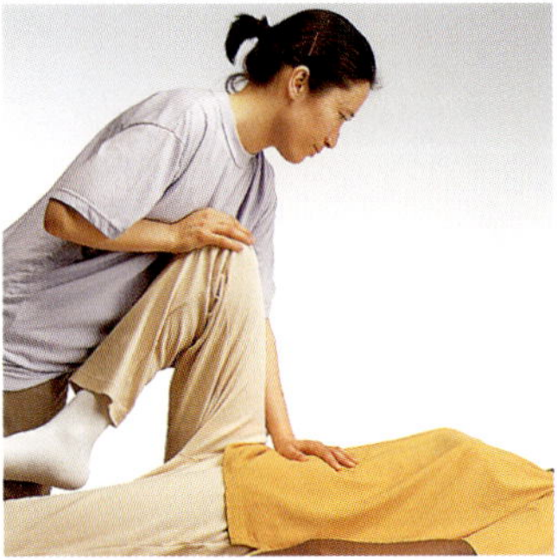

2 曲げて高く持ち上げられた膝に支持手をあてがいます。下腹部に置いていた腕の肘の下側の平たい部分を使い、大腿部の外側に圧を加えながら下がっていきます。

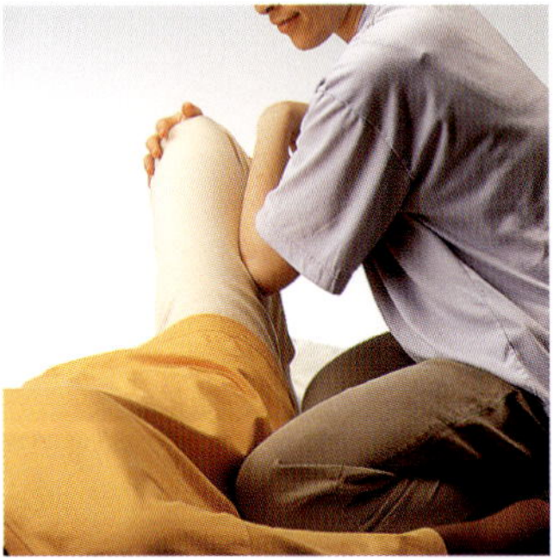

3 両下肢を真っ直ぐ伸ばした状態にし、支持手を下腹部において下肢前面に対して掌圧を加えていきます。次にその下肢を動かし、足がもう一方の足の足首の上に重なるようにします。

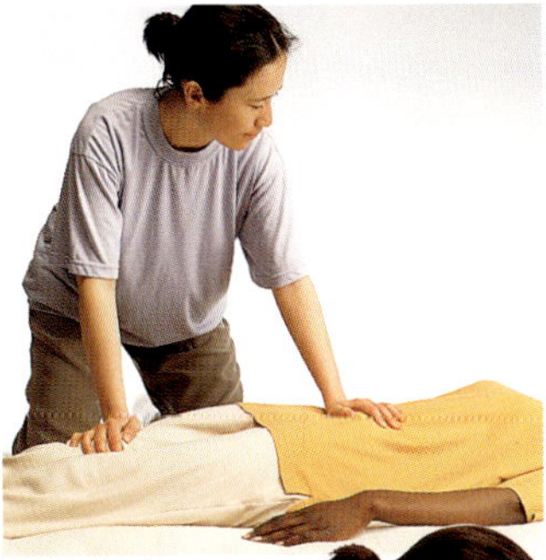

4 支持のため、被術者の膝を自分の膝の上におきます。受動的な手を被術者の腹部の上に置いたまま、大腿部と下腿部の内側に拇指圧を加えます。

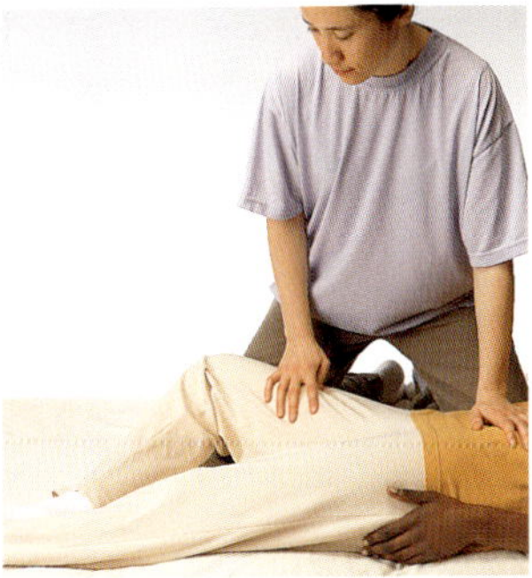

5 下肢を動かし、その足の裏を反対側の膝に当てます。支持のため曲げた方の膝の下に別の座布団を敷きます。片方の手を反対側の腰に置き、曲げた膝を臀部を伸展させるように押し下げます。1から5までのステップを反対側でも行います。

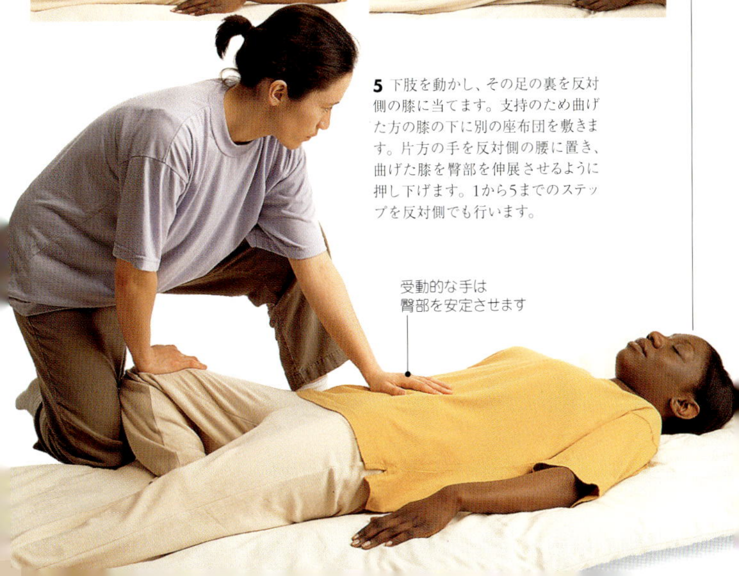

受動的な手は
臀部を安定させます

足への指圧

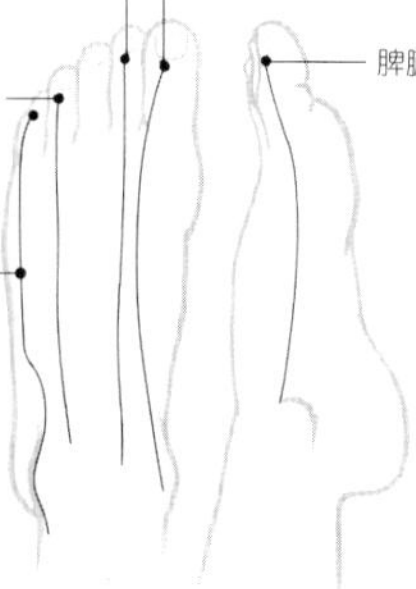

足の経絡

足にはとても多くの経絡やツボがあります。そのため、この部位に対する治療は非常に効果的です。

足は1日中体重を載せて運び、ストレスを吸収し、ショック・アブソーバーとして働き続けています。足はまた、私たちが「全人」の感覚を持つために必要な大地のエネルギーと結合しています。足に対する指圧治療は、足の疲れを取り除き、長時間体重を支え続けることで圧迫されている経絡を開き、そのことによって癒しのエネルギーが身体全体に行き渡るのを促進します。足は経絡の終点あるいは起点となっていますが、足の上部および外側を通る経絡は、「陽」の経絡——膀胱、胆嚢、胃の経絡です。一方、足の内側と裏側を通る経絡は、「陰」の経絡——腎臓、肝臓、脾臓の経絡です。「陽」の経絡に対する治療は、頭および上半身に溜まった過剰な「陽」エネルギーを下方に引き戻し、足の活力を回復させ、温めます。「陰」の経絡に対する治療は、大地からエネルギーを受け取る経絡を上方に向けて開き、「陰」エネルギーの上方への流れを促進し、上半身に全般的な滋養、安静、放熱の効果をもたらします。

肝臓

足の肝臓経絡は非常に重要です。脂肪性食物および／または薬物（薬剤も含めて）や、アルコールを摂取し続けている人は、肝臓に不均衡が生じている場合があります。それは頭に過剰な「陽」エネルギーを貯留させる結果を招き、頭痛や吐き気などの症状を惹起します。このような状態は「肝火上炎」と呼ばれますが、足の肝臓経絡に対する指圧によって矯正することができます。

神経過敏の抑制

これらの部位はとても敏感で、こそばゆく感じる人もいます。最初に足を膝の上に抱え、足と足首をゆっくりと回転さ

足の主要なツボ

足を治療するときに遭遇する主要なツボには以下のものが含まれています。

Li2 「行間《こうかん》」と呼ばれ、頭痛、生理痛、排尿障害に効果があります。

Li3 「太衝《たいしょう》」と呼ばれ、肝臓の「陰」エネルギーを増大させ、そのことによって靭帯や腱に栄養を供給し、それらの硬直を解消します。

K1 「湧泉《ゆうせん》」と呼ばれ、「陽」を抑制し、「陰」を強化する効果があります。そのため興奮した精神状態を鎮めるのに効果的です。

St44 「内庭《ないてい》」と呼ばれ、胃酸過多、ただれ眼・目やに、歯痛に効果があります。

Sp3 「太白《たいはく》」と呼ばれ、消化不良、食欲不振、下痢に効果があります。首と脊柱の強化にも効果的です。

せ、全般的な運動性を高めることから始めます。片方の手でこの動作をしっかりと行っている間、もう一方の受動的な手は身体に接触させたままにし、支持と安心感を与えます。

足への施術

被術者の横、足の位置に座ります。正座位（p.74を参照）が最も施術しやすい姿勢です。足をできるかぎり「腹」に近づけて施術します。指圧を行う方の下肢の下に枕を置き、膝を楽にします。仰臥位の連続技は踵の牽引法で終了しますが、それは脊柱を伸展させ、連続技のなかで励起されたエネルギーを身体全体に行き渡らせます。

1 被術者の横に跪座の姿勢をとり、被術者の足首を膝の上に置きます。片方の手で足首を固定し、もう一方の手で足を掴み、足首の余分な力が抜けたと感じるまで各方向にやさしく回転させます。

2 足先に下側に向けてしっかりとした圧を加え、伸展させます。足を「腹」の近くに抱えることによって、治療効果は一層高まります。

3 足の正面に位置取りを変えます。片方の手で踵を支えながら、足の表側にある肝臓、胃、胆嚢の経絡にやさしい拇指圧を加え、つま先まで下がっていきます。

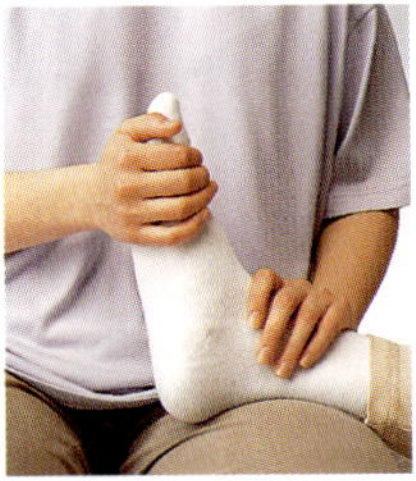

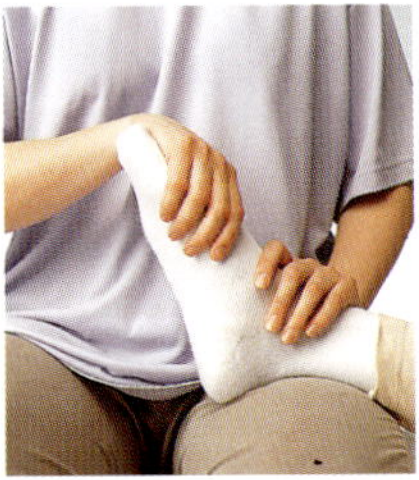

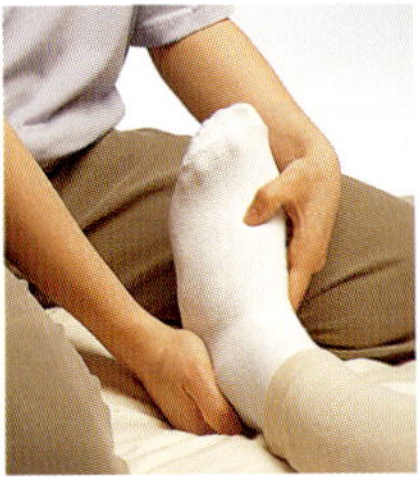

4 施術しやすいように手を変え、足の外側の端を通っている膀胱経絡に圧を加えます。

5 片方の手で足首を支えながら、もう一方の手で足の内側を通る腎臓経絡、脾臓経絡に拇指圧を加えていきます。1から5までをもう一方の足で行います。

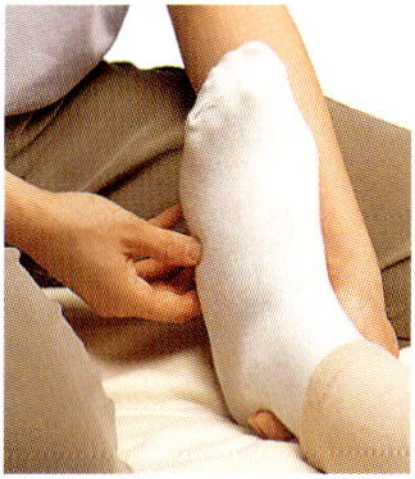

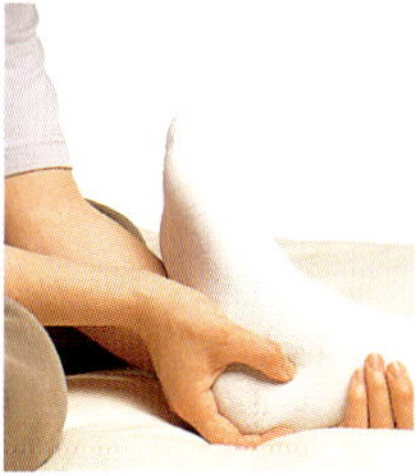

6 今度は両足を持って施術します。被術者の足元に立ち、膝を少し曲げて被術者の足首の踵近くを下から支えるように掴みます。次に背筋を伸ばしたまま被術者の足を持ち上げます。下肢を左右にゆっくりと振ります。次に足首を引っ張り、脊柱を伸展させます。自分の背筋を痛めないために、膝を曲げた状態にし、「腹」の位置を低くしたまま施術します。

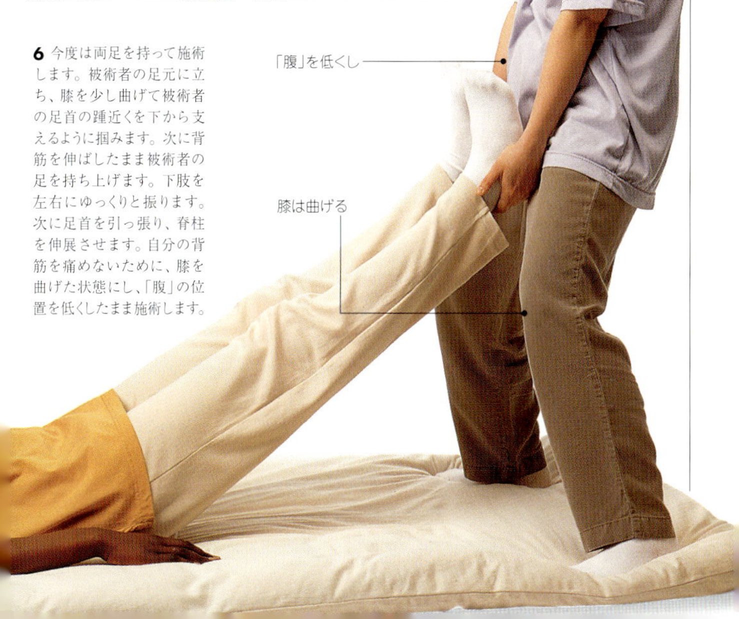

横臥位指圧

基本療法の主要部分は、被術者を横に寝かせた姿勢で終わります。この姿勢から、三焦と胆嚢の経絡に治療を行うことができます。この姿勢からはまた、肝臓と心包のこれまで治療していなかった経絡部分にも、容易に治療することができます。

三焦

三焦の役割は、上焦、中焦、下焦と呼ばれる人体の3つの部位に、各部位の器官の活動を調整しながらエネルギーを分配することです。この「器官」の活動の大部分は、液体の処理と輸送に関係しています。上焦では、液体は蒸気に変わっています。中焦からは、栄養分に富んだ液体が全身に向けて輸送されます。下焦では老廃物を含んだ液体が処理、排泄されます。液体に関係していることから、三焦は腎臓の活動と密接な関係を持っています。三焦はまた、寒さや感染などの環境的要因から身体を防衛するという重要な役割を果たしており、この点では免疫系と深いつながりを持っています。三焦に対する指圧は、免疫系の働きを増進させながら、腎臓から全身へのエネルギーの健康的な流れを促進し、温かさと幸福感をもたらします。

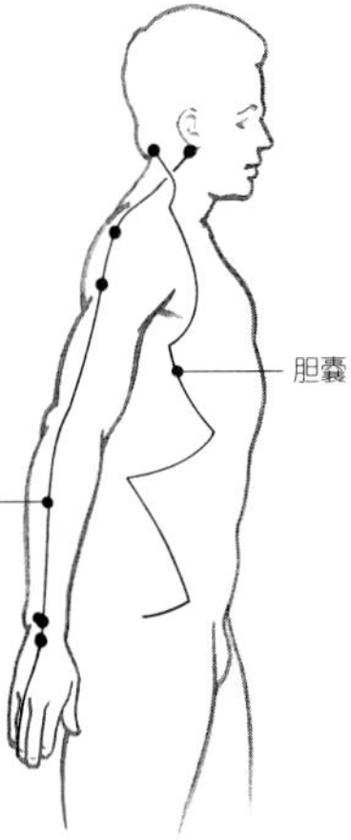

体側の経絡
体側から施術することができる主要な経絡は、胆嚢と三焦の経絡です。

胆嚢

胆嚢は食物消化と目的意識的活動に重要な役割を果たし、肝臓と密接に連繫して働いています。これらの経絡に変調が生じると、消化不良、関節および筋肉の硬直、欲求不満、決断力不足などの症状が現れます。これらの経絡に対する治療によって、精神的敏捷性、創造性が高められ、また生理学的機能も増進します。

心包

心包経絡に対する治療によって、心臓と循環系の機能が活発になります。また精神的、感情的効果をもたらし、あがり症や対人恐怖症を克服するのを助けます。

施術を始める前に、被術者が上のほうの脚を前方に曲げ、安定した楽な状態で横になっているかどうかを確認します。頭の下に枕を置き、さらにもう1個の枕を曲げた方の足の膝と大腿部の下に置きます。跪座または半膝立ちの姿勢を取ります。この姿勢を取ることによって、無理なく被術者の身体を伸展させることが可能になります。身体の片側ですべての型（p.142-59の）を行った後、被術者に身体の向きを変えるように言います。

肩と腕の回転

最初のステージでは、肩関節の運動性を高め、それによって肩を通っている経絡を開き、胴体と腕の間のエネルギーの流れを活発化します。腕の垂直方向および前方への伸展によって、さらに肩の緊張をほぐし、開いていきます。伸展はあくまでも徐々に強めていき、「腹」から治療することを意識し、被術者からの痛みや不快感のサインに敏速に対応できるようにしておきます。肩関節は複雑な構造をしていますから、支持手が特に重要な役割を果たします。

1 被術者に近い方の手を肩の表側に置き、支持手とします。もう一方の手を肩の裏側、肩甲骨の上に置きます。

2 両手で肩を抱えるようにし、前後左右に数回回転させます。回転させるとき、腕の力を使うのではなく、「腹」からの動きを使うようにします。

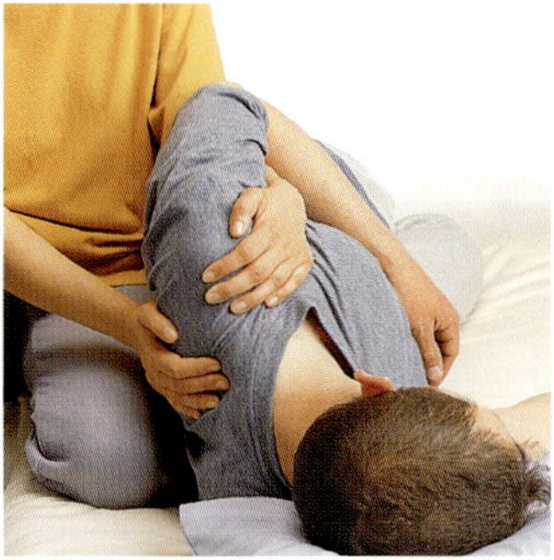

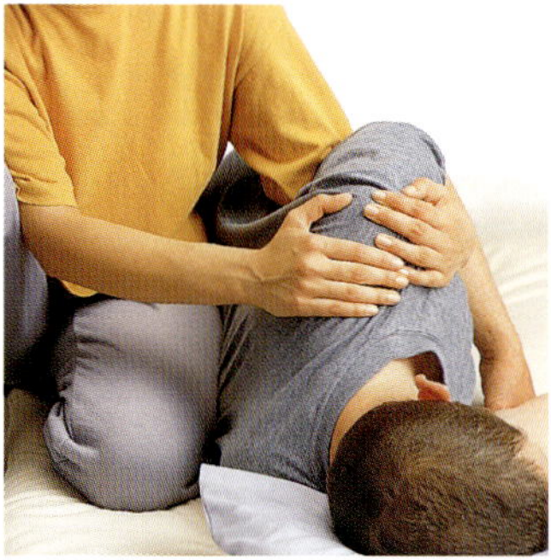

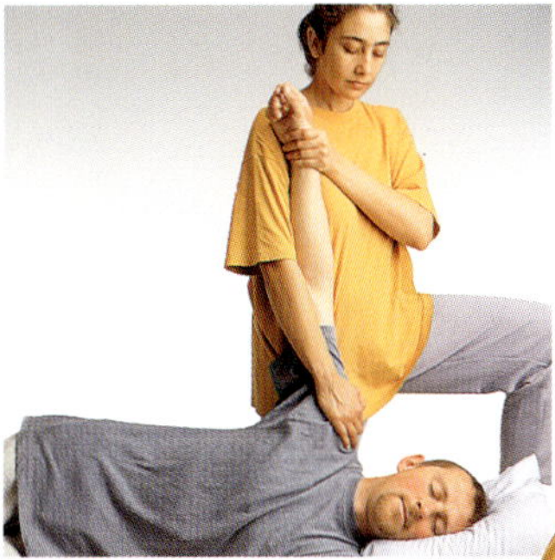

3 被術者側の手を肩に接触させたまま、その腕を垂直に高く持ち上げます。手首を掴み、上方にゆっくりと、しかししっかりと牽引します。決して無理な牽引をしないようにします。

4 その上方に持ち上げた腕を、被術者の頭の上に持っていきます。受動的な手の位置を、腕を固定させるように調節し、腕を前方に牽引し、肩を伸展させます。

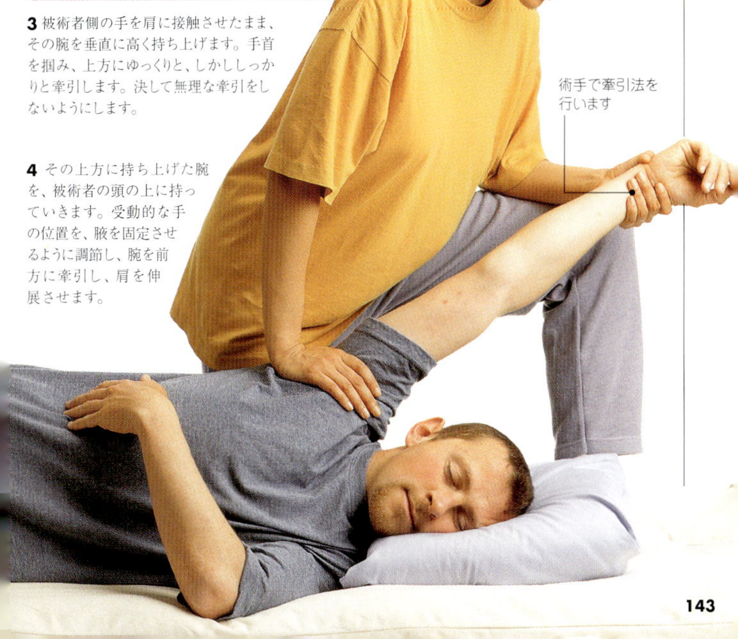

側頭部指圧

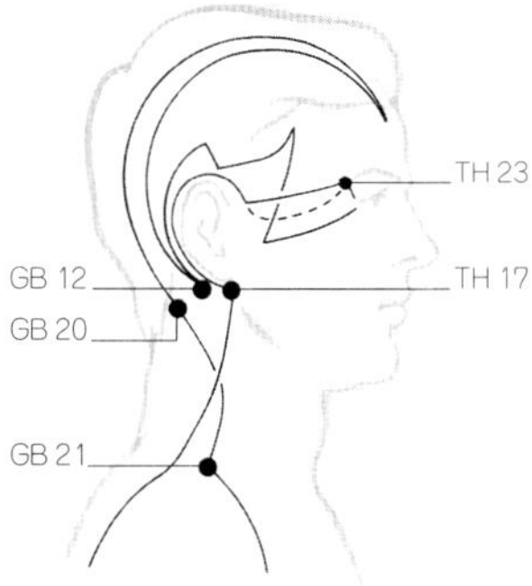

側頭部の経絡
胆嚢と三焦の経絡は、
側頭部に複雑な経路を描きながら通っています。

顔と頭に対する指圧は、すでに仰臥位で行いましたが、横臥位ではさらに新たな経絡とツボに施術することが可能になります。その中には、頭および首の側面を通る三焦と胆嚢の2つの「陽」経絡とツボが含まれています。

それらのツボのいくつかは、複雑なギザギザの感触がある頭蓋骨の接合部に現れ、特に感じやすい部位になっています。これらのツボのいくつかは、その経絡のエネルギーの流れを活発化させるだけでなく、感覚器官の調整や、首および顎に生ずる局所的な障害に対しても顕著な効果を現します。

側頭部への施術

側頭部への施術は、頭に対する掌圧から始めます。それは三焦と胆嚢の経絡を開きます。この部位に対して施術するときは、柔らかな圧を用い、手のひら全体から均等な圧が加わるようにします。位置取りを変えるときは、経絡を流れるエネルギーに自分自身を同調させるため、十分な時間を取るようにします。経絡が開き感受性が高まったならば、最初は胆嚢経絡に対して拇指圧を加えます。それは頭蓋底部を沿うように走り、次に頭蓋底部から眉に向かい、再度戻るという形で側頭部をジグザグを描くように通っています。次は、耳の回りを通り眉へと向かう三焦経絡に対して拇指圧を加えます。圧を加えている間、必ず受動的な手で被術者の後頭部を支えておきます。頭への指圧が効果的な理由の1つは、それが身体の「陰」エネルギーと「陽」エネルギーの不均衡を解消させるからです。「陽」の「気」は上半身と頭部に集まり、頭痛、イライラ、口・鼻・喉の渇き、顔面紅潮などの不快な症状を起こします。頭に対する施術は、このような過剰な「陽」の「気」を放散させる効果があります。

側頭部の主要なツボ

この連続技で遭遇する重要なツボは、以下の通りです。

GB21　「肩井《けんせい》」と呼ばれるツボで、頭、首、肩の緊張をほぐします。妊婦の治療に際しては、このツボに圧を加えてはいけません。

GB20　「風池《ふうち》」と呼ばれるツボで、あらゆるタイプの頭痛、眼と耳の障害、および鼻・副鼻腔胴のうっ血に効果があります。

GB12　「完骨《かんこつ》」と呼ばれるツボで、偏頭痛および不眠症に効果があります。

TH17　「翳風《えいふう》」と呼ばれるツボで、耳痛に、特に寒気に曝されて生じたときに効果的です。

側頭部の基本療法

側頭部にはいくつかの重要な血管、神経が通っており、三焦および胆嚢の経絡の通り道ともなっています。この部位への基本療法においては、必ず圧はやさしく加え、拇指の平たい部分を用いるようにします。被術者が受容できるようなら、頭蓋の周囲にややしっかりした圧を加えてもいいでしょう。どのステージにおいても、受動的な手で支持を与え、接触を保つようにします。

1 被術者を横向きに寝かせ、表に出ている頭の前面および側面を両手で包むようにします。この状態を数秒間維持し、被術者の「気」の流れに自分自身を同調させます。

2 被術者の後ろに位置取り、被術者の頭に顔を向けます。後頭部に支持手をおき、もう一方の手で前額、こめかみ、上顎の部位に掌圧を加えます。次に側頭部、後頭部を通る経絡にやさしく拇指圧を加えていきます（p.144を参照）。

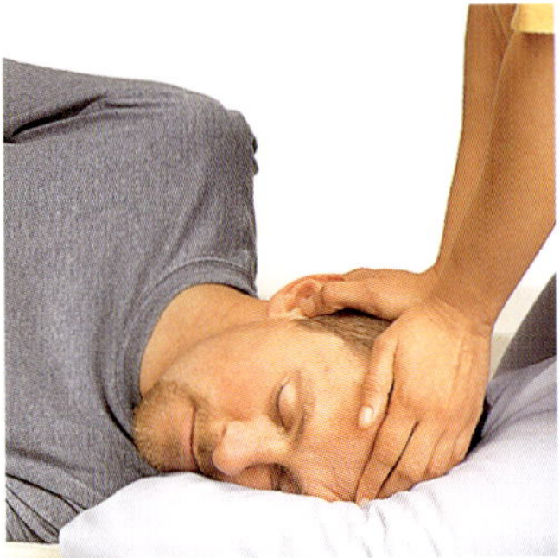

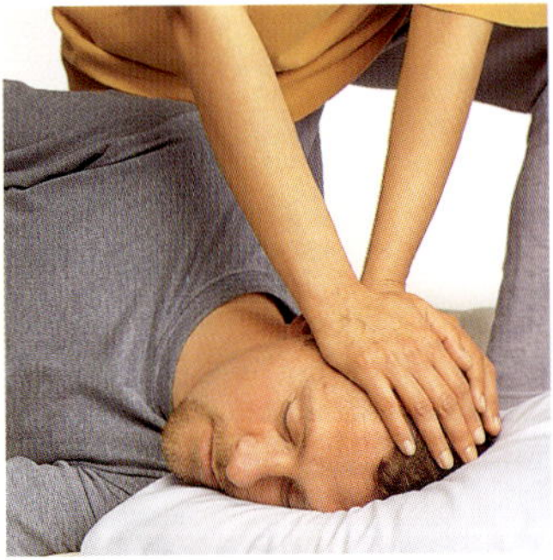

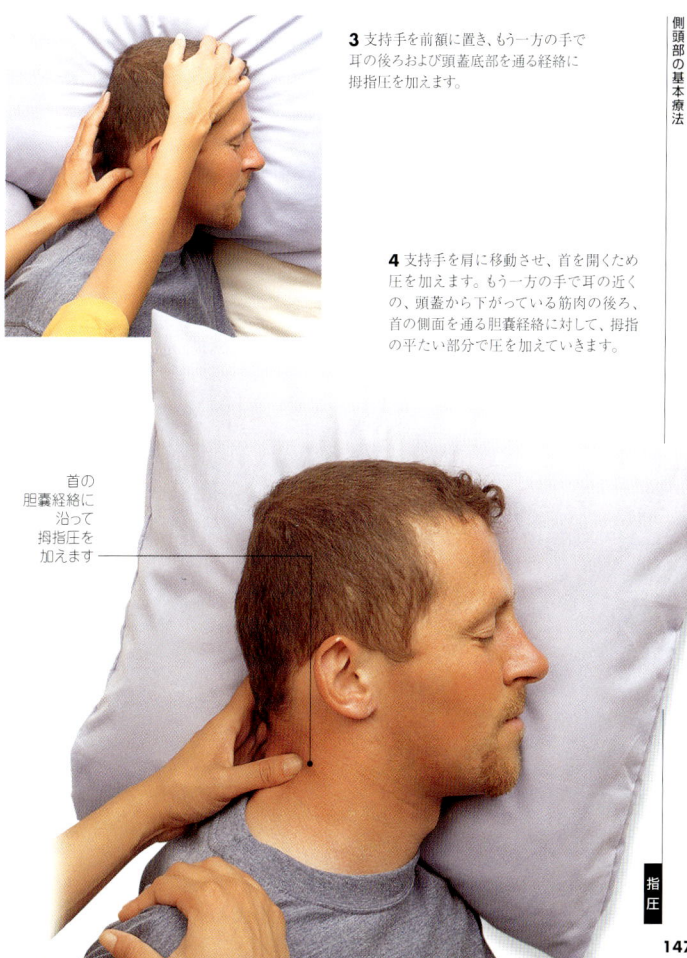

3 支持手を前額に置き、もう一方の手で耳の後ろおよび頭蓋底部を通る経絡に拇指圧を加えます。

4 支持手を肩に移動させ、首を開くため圧を加えます。もう一方の手で耳の近くの、頭蓋から下がっている筋肉の後ろ、首の側面を通る胆嚢経絡に対して、拇指の平たい部分で圧を加えていきます。

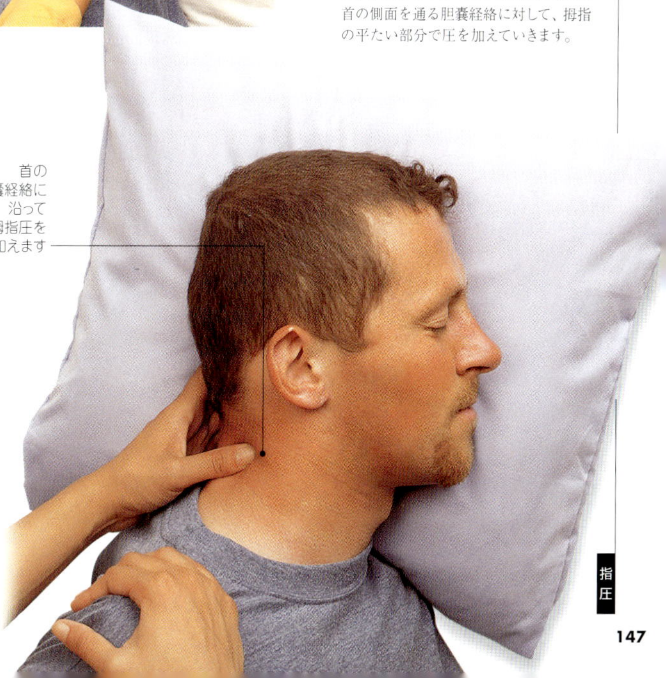

首の胆嚢経絡に沿って拇指圧を加えます

腕および手外側

連続技の次の部分は、腕外側の「陽」経絡――小腸、大腸、および三焦の経絡に焦点を当てます。これらの経絡への指圧は少し難しいですが、やさしく掌圧を加えることで全体的に影響を与えることができます。手に対しては、より焦点をはっきりさせた圧を加えます。それによって顔、顎、感覚器官の不快感を解消することができます。三焦経絡は腕の外側の中央、他の2つの経絡に挟まれて走っており、比較的わかりやすくなっています。この経絡への拇指圧は、腕と肩に顕著な局所的効果を及ぼし、筋肉と靭帯の捻挫からくる痛みを軽減するのに効果的です。

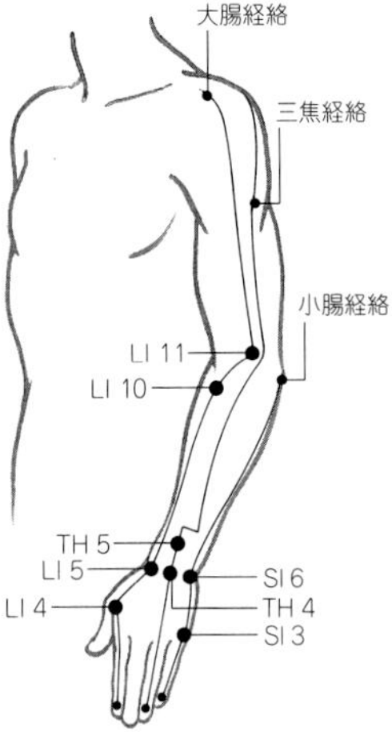

腕外側の経絡
小腸、三焦、大腸の経絡が、「陽」エネルギーを頭に向かって運んでいます。

小腸経絡

この経絡に対しては、肩甲骨の上を横断している部位ですでに一度治療しています。前腕部に沿った部分への指圧は、不安と動揺を抑える効果があります。

三焦経絡

上半身と下半身の間のエネルギーの流れを調和させる三焦経絡の重要な働きについては、p.140で述べました。被術者の腎臓の「気」が弱っているときは、この経絡に重点を置くといいでしょう。三焦経絡のこの部分に対する治療は、肩と腕の痛みを取るのに効果的です。さらに十分施術を続けると、頭痛、耳痛、眼の炎症、さらに消化不良、排尿障害にも効果があります。

腕外側の主要なツボ

SI3　「後谿《こうけい》」と呼ばれるツボで、脊柱を強化し、筋肉と腱の緊張をほぐし、心を清明にします。

TH5　「外関《がいかん》」と呼ばれるツボで、発熱、発汗、悪寒の症状に効果があります。耳痛、頭痛、リンパ節の腫れなどにも効果的です。

TH4　「陽池《ようち》」と呼ばれるツボで、「気」の全般的な増進に効果があります。手首の痛みにも効果的です。

LI11　「曲池《きょくち》」と呼ばれるツボで、熱を下げ、肌荒れを癒す効果があります。

LI5　「陽谿《ようけい》」と呼ばれるツボで、手首と拇指の痛みに効果的です。

LI4　「合谷《ごうこく》」と呼ばれるツボで、頭、顎、歯の痛みに効果があり、全般的に「陽」の「気」を増進させ、風邪を退散させます。子宮の収縮を促進することがありますから、妊婦に対しては用いないようにします。

腕および手外側の基本療法

この部分に対する治療では、掌圧、拇指圧、伸展、回転の技法を用います。治療を始める前に、被術者の腕全体の力が抜けていることを確かめます。緊張をほぐすため、腕をやさしく振ります。施術のときは、その腕を被術者の体側部に置きます。肩に支持手を置き、肩を固定します。自分の大腿部でさらに補助的な支えを与えます。手と指にはこれまで治療してきた経絡の終点があり、またいくつかの重要なツボがあります。

1 受動的な手を被術者の肩から離さないようにします。肩から手首に向かって掌圧を加えていきます。手のひらを腕のふくらみに合わせるようにくぼませ、最大限の接触が得られるようにします。

2 位置取りを変えないまま、三焦経絡に対して肩から薬指に向けて拇指圧を加えていきます。次に、大腸経絡に対して、肘の折り目外側から薬指に向かって拇指圧を加えていきます(p.148を参照)。遭遇するツボには重点的に圧を加えます。

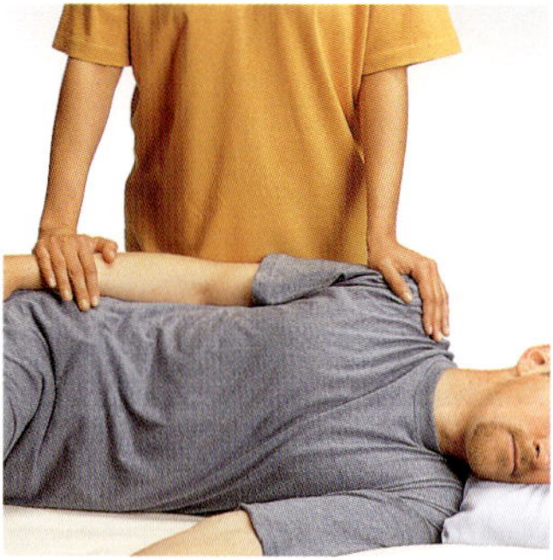

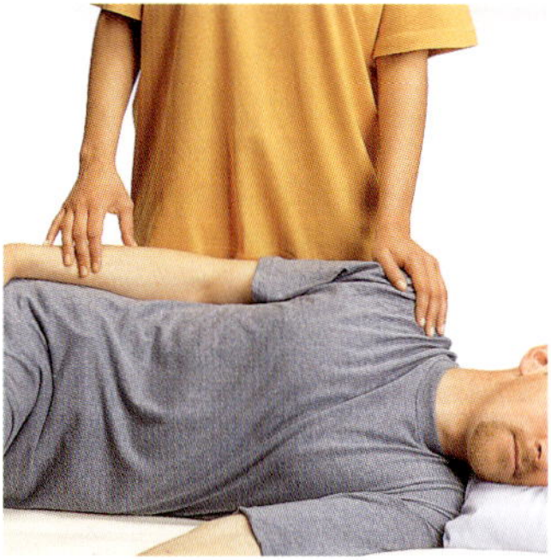

3 手首のすぐ上の上腕部を掴み、術手で被術者の手を回転させます。各方向に数回回転させ、関節の緊張をほぐし、経絡を開きます。

4 受動的な手で支持的な接触を維持します。被術者の指の中手骨の間の水かきにそれぞれ拇指圧を加えていきます。

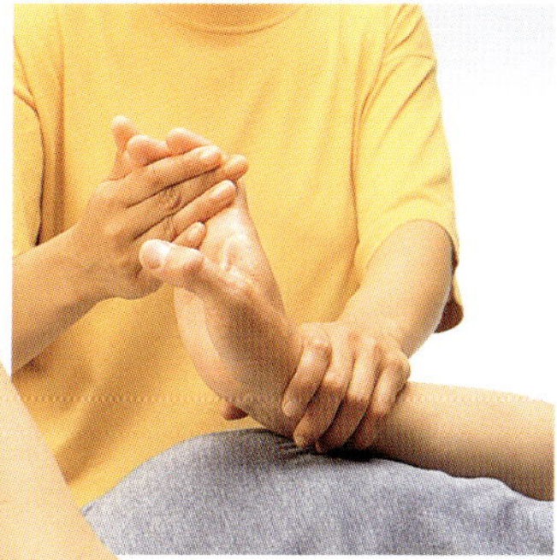

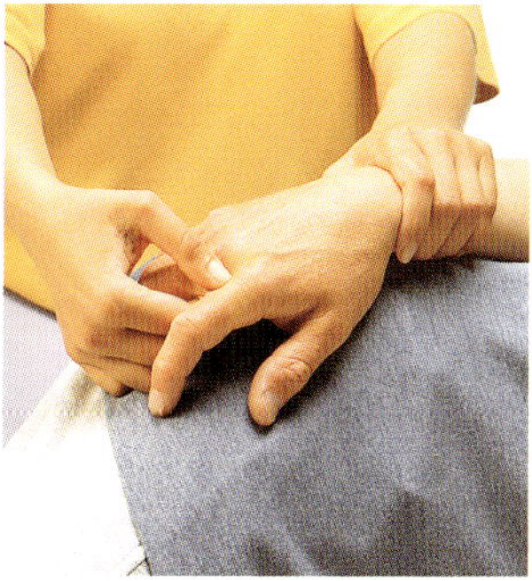

5 横臥位でのこの基本療法は、拇指と四指の伸展で終わります。片方の手で手首を掴み、もう一方の手の拇指と人差し指で、被術者の指の付け根をしっかりと掴み、そのまま指先まで圧を加えていきます。

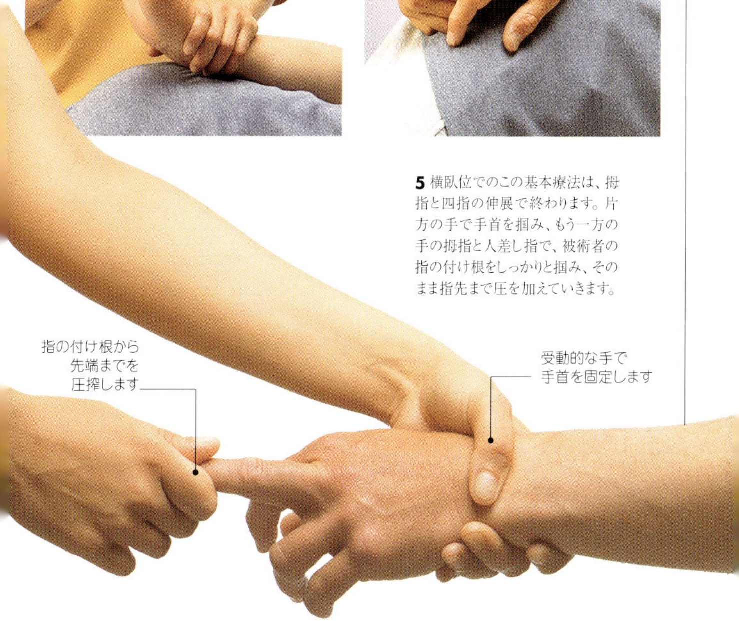
指の付け根から
先端までを
圧搾します
受動的な手で
手首を固定します

体側伸展

横臥位では、胴体の側面をジグザグに下る胆嚢経絡に施術することが可能となります。また、腰の側面で体表に現れる肝臓経絡に対しても施術することができます。

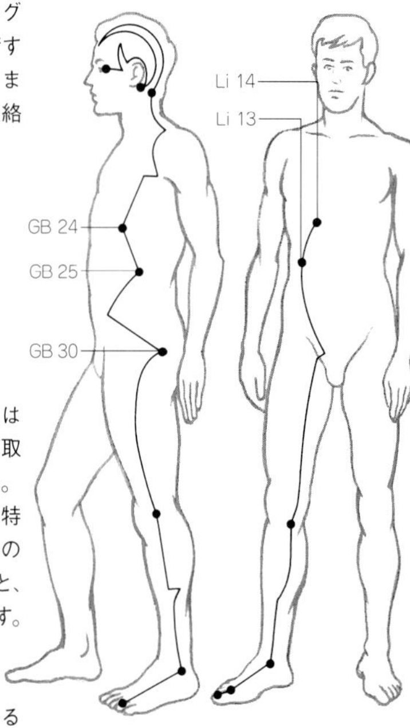

体側部の経絡

体側伸展は、胆嚢経絡（左）と肝臓経絡（右）の「気」の流れを活発化します。

胆嚢および肝臓

体側の伸展は、胆嚢と肝臓の経絡を開き、胸部および腹部の「気」の流れを全体として促進します。それはまた、これらの経絡の足の部位での治療によってもたらされた効果を、さらに一層高めます（p.136を参照）。被術者はきっと、腰部、下腹部、背部の緊張が取れ、すっきりとした気分になるでしょう。

すべての伸展の動きがそうですが、特に体側の伸展は、「木」のエネルギーの流れを促進します。それは創造的思考と、身体的および精神的柔軟性の源泉です。「木」の行は、成長と小児期に関係していますから、このエネルギーを増進させることは、生命力を蘇生させることにつながります。

積極的な圧

手で体側部を触られるとこそばゆく感じる人がいますが、その場合加える圧を積極的で断固としたものにすることによって、こそばゆさを最小限に抑えることができます。自信のなさが相手に伝わったり、接触がおずおずとしていたりすると、なおさら被術者がこそばゆく感じる度合いが増してしまいます。最初の接触のときに被術者に具合を尋ね、圧を確かめて施術を続けます。この部位では、掌圧または竜の口による圧（拇指と人差し指の間の部位を用いた圧、p.81を参照）に限定して行います。治療中は、被術者に深く呼吸をするようにと語りかけます。施術を行っている部位に対して、「腹」が並列になる位置を保ちます。この基本療法においては、立て膝あるいは半膝立ちの姿勢が好ましいでしょう。

竜の口

この技法は、体側部や腕など円弧状の部位に圧を加えるときに最適です（p.81を参照）。

体側伸展の基本療法

被術者が、上の脚を下の脚よりも前に出した、安定した楽な横臥位を取っているかどうかを確かめます。両腕を頭の上または前に置くように言います――被術者が楽に感じる方で構いません。そうすることによって、日常生活のなかでしばしば硬直化し、圧縮している腰部の緊張がほぐれ、伸展の効果が高まります。あなたと被術者の双方共、体側部に「気」が自由に流れるのが感じられるまで、たっぷり時間を取ってリラックスします。この部位に対する掌圧が、耐えきれないほどにこそばゆく感じる人がいますが、その場合は無理をせずに、この基本療法を飛ばして次に進みます。

1 被術者の腰部の後ろに、両膝を開き背筋を伸ばした跪座の姿勢を取ります。腕を交叉させ、片方の手を被術者の臀部に、もう一方の手を腰の上に置きます。「腹」から上体を前方に傾けるようにして、被術者の腰部を伸展させます。

2 ステップ1に代わる別の方法として、以下のようにしても構いません。前腕部の平たい部位を、被術者の腰部の上下に置きます。効果を最大限発揮するように、「腹」のエネルギーを使い上体を前に傾けながら、両腕を回転させるようにして離していきます。少しづつ位置を変えて、何回か繰り返します。

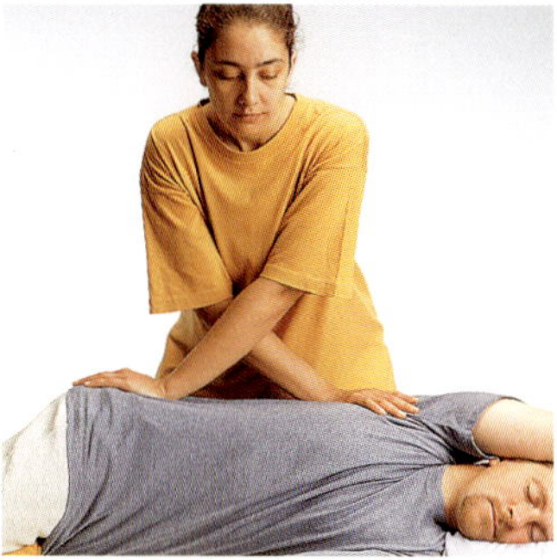

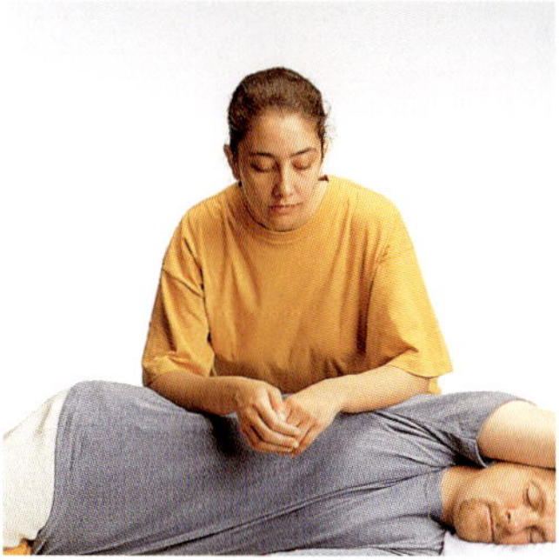

3 片膝を立て、両手で竜の口技法(p.81を参照)を使い、腋から腰へとしっかりした掌圧を加えていきます。

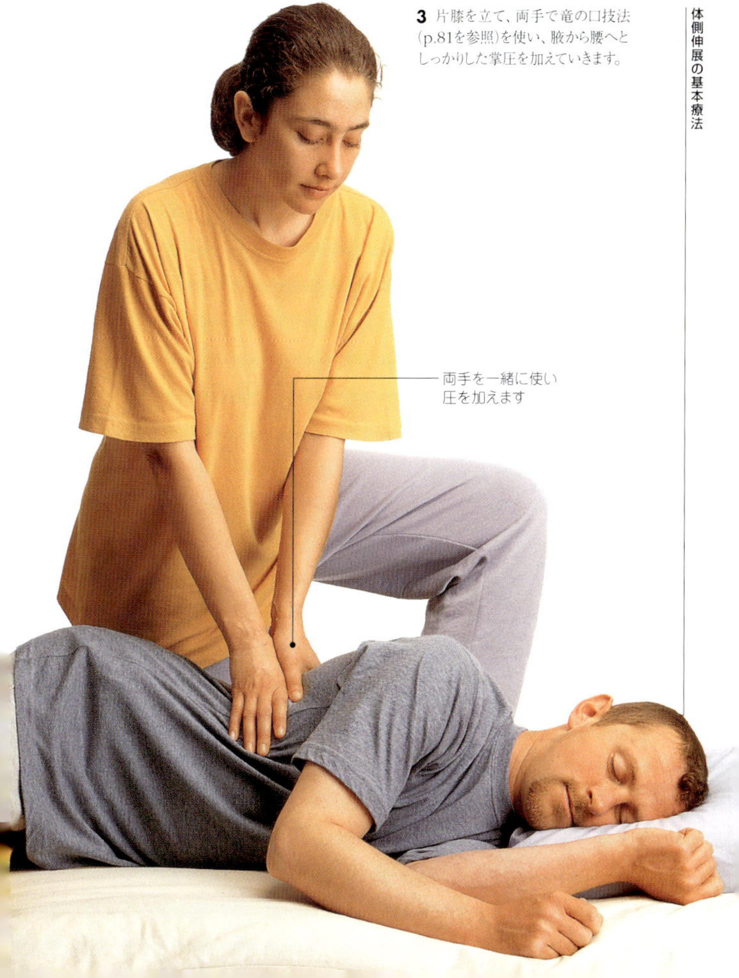

下肢内側および外側の経絡

横臥位基本療法の次のステージでは、下肢内側および外側の経絡への治療を行います。下肢外側には胆嚢経絡が通っています。胆嚢経絡は「陽」の経絡で、「木」の行に属します。「木」は身体全体の筋と靭帯に関係しています。

下肢を通る胆嚢経絡には多くの重要なツボがあり、それらは特に、関節と筋肉の全般的な違和感、硬直と関わっています。そのため、それらのツボに対する指圧は、スポーツをしている人や、関節炎などの慢性的障害を抱えている人に特に有益です。

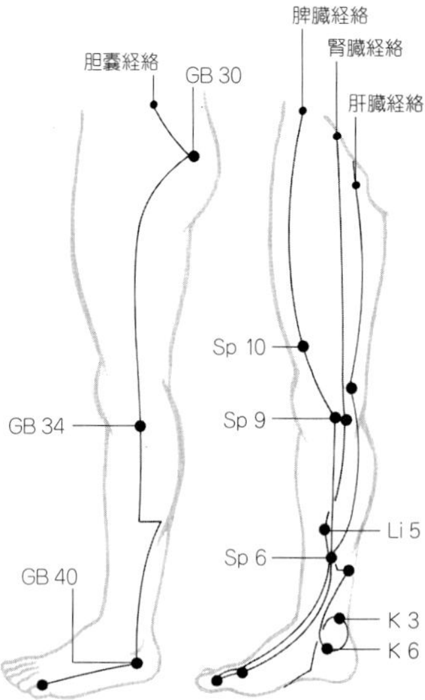

下肢の経絡

「陽」経絡の胆嚢経絡（左）に対する指圧は、「陰」経絡の肝臓、脾臓、腎臓（以上右）への指圧によってバランスが取られます。p.132も参照のこと。

「陰」経絡

胆嚢経絡に対する治療は、下肢内側の「陰」経絡に対する治療によってバランスを取ることができます。肝臓経絡（「木」の行に属する「陰」経絡）は、腎臓経絡と脾臓経絡の間を走っています。それは全般的に血液の貯蔵、筋肉への栄養補給、月経を含む人体の自然なサイクルの維持に関係する、幅広い機能を持っています。この経絡に対する治療はまた、筋肉と関節の機能回復に効果があります。下肢内側から後側へと向かう腎臓経絡は、全般的な体質強化にとって特に重要な役割を担っており、他のすべての器官の働きを促進します。

脾臓経絡は下肢正面に最も近い所を走っています。それに対する治療は、人体を正常に保つ働きを持つ脾臓のエネルギーの流れを促進します。筋肉の衰え、腹部膨満、出血過剰の傾向に対しては、この経絡に対する治療が効果的です。

これで一通り指圧治療の基本療法を終了しました。次の節では、座位での施術について述べます(これは身体を横たえる姿勢の代替となるもので、この方が楽と感じる人がいるためです)。この姿勢は自分には必要ないと思われるならば、p.172-73に示されている方法で、治療を終了します。

妊娠時の注意

下肢内側の「陰」経絡は子宮に対して強い影響力を持っています。妊婦に対しては、これらの経絡への施術は厳禁です。

下肢内側および外側の基本療法

被術者の上の脚の膝を曲げさせ、下の脚の前に置いた枕の上に休ませます。こうすると臀部の上方が少し前傾します。被術者の身体から力が抜け、楽にしているかどうかを確かめます。臀部および大腿部の外側の治療では、肘を使ってかなり強い圧を加えることができます。しかし治療する人が繊細な骨格の持ち主の場合は、その力を少し加減します。軽い肘圧を加えるか、掌圧に代えます。次に下肢内側の治療に移ります。この部位は人によってはかなり敏感なことを忘れないようにし、被術者の反応を見ながら圧を調節します。

1 臀部の上に支持手を置き、肘下の平たい部位を使って、骨盤の後ろの臀部の筋肉に圧を加えます。被術者の反応を聞きながら、徐々に圧を強めていきます。

2 被術者の臀部に加える肘圧を変化させます。「腹」から身体を前に傾けるようにして圧を強め、決して肩の力に頼らないようにします。

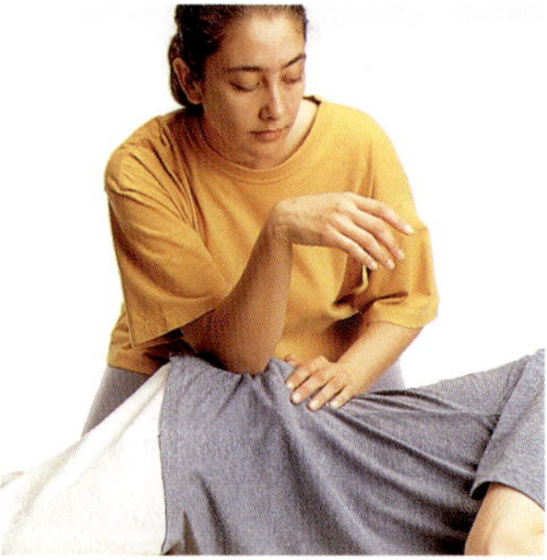

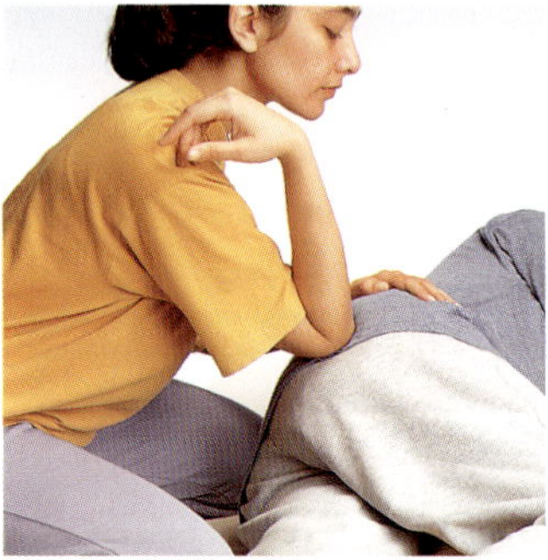

3 肘の下側を使い、大腿部外側を下りながら圧を加えていきます。自分の筋肉が吊るのを避けるため、施術部位に近い所に位置取りします。

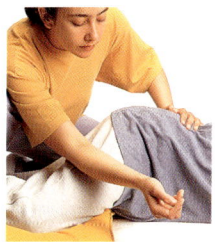

4 姿勢を調整しながら、最初は掌圧を、次に拇指圧を、下肢外側の膝から足首まで加えていきます。遭遇するツボでは、しばらく圧をかけたままにしておきます。

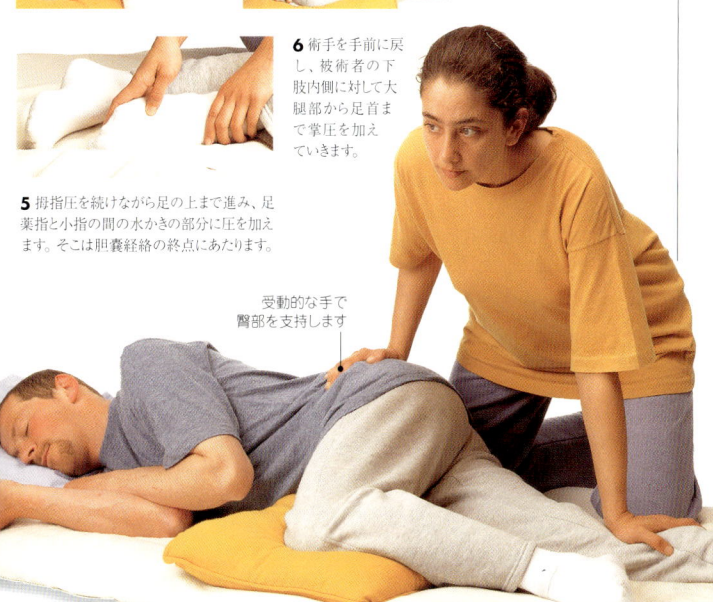

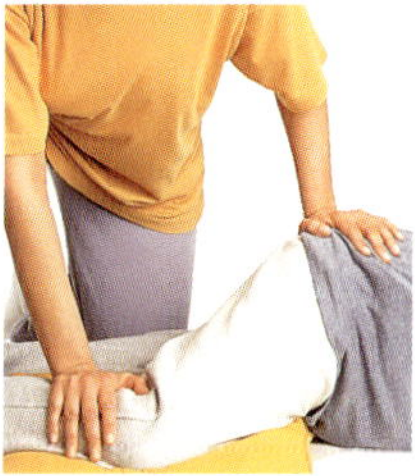

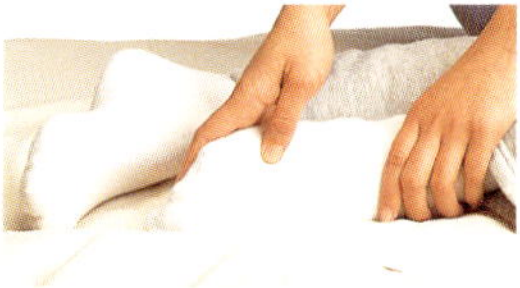

5 拇指圧を続けながら足の上まで進み、足薬指と小指の間の水かきの部分に圧を加えます。そこは胆嚢経絡の終点にあたります。

6 術手を手前に戻し、被術者の下肢内側に対して大腿部から足首まで掌圧を加えていきます。

受動的な手で
臀部を支持します

座位指圧

横になるよりも、座位で指圧を受ける方が楽に感じる人が多くいます。例えば老齢の人や、関節障害または関節炎を持つ人は、床に横になることが難しく感じられ、また、たぶんもっと重要なことですが、治療終了時、立ち上がるときに大きな困難を感じます。また喘息に苦しんでいる人の多くは深く呼吸するとき、背筋を真っ直ぐ伸ばした状態の方が楽に感じます。

さまざまな座位

座位指圧の基本姿勢は、床に座る形――正座または胡座《あぐら》――と、真っ直ぐな背当てのある椅子に腰掛ける形です。いろいろな座位指圧の姿勢について、次の見開きで図解しています。指圧治療の施術者として考慮に入れなければならない要素としては、以下の事柄があります。被術者の身体の柔軟性と強さ、施術する予定の部位、圧を加えるために必要な位置取り、選択した位置取りでの被術者に対する支持の方法。座位指圧の基本療法をマスターした後、さまざまな姿勢での指圧を試みてください。そのことによって指圧に関するあなたの判断力は高まり、治療の範囲が広まっていきます。

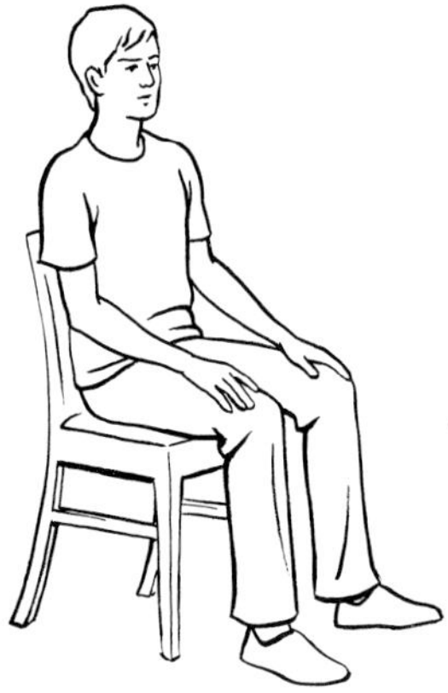

楽に腰掛ける
床に横になる姿勢が困難なときには、座位指圧が適しています。

施術可能な経絡

この節では、被術者を座らせた姿勢での首、肩、背中の経絡への指圧の方法を学んでいきます。しかしこれらの経絡だけが、この姿勢で指圧することができる経絡のすべてではありません。被術者を椅子に座らせた状態で、足や下肢の経絡にも容易に施術することができます。また手と腕の経絡のすべても、これらの座位の姿勢で施術することができます。

座位指圧の大きな利点は、それが非常に融通性に富むということです。経験を積むことによって、いろいろな姿勢でさまざまな経絡に圧を加えることができる自分独自の型を発展させることができます。基本療法をマスターした後、さまざまな姿勢での指圧を試してみてください。そのような形で自分独自の考え方を適用してみることによって、あなたの指圧に対する考え方の幅が広まっていきます。

職場での指圧

床に横になることが無理な職場で指圧をするとき、座位がそれに代わる楽な姿勢として適しています。その姿勢で驚くほど多くの経絡に施術することができます。

その他の座位

どの姿勢が適しているかを判断するにあたっては、被術者が身体に力を入れていたり、窮屈に感じているときは自由な「気」の流れが阻害され、指圧は十分な効果を発揮することができないということをいつも忘れないようにします。支持のため座布団を用意し、被術者が要求するときは、すぐに姿勢を変えられる準備を整えて臨みます。被術者に正座または胡座の姿勢を取らせることに決めたときは、治療中に脚が吊ったり痺れたりして、立ち上がって脚を伸展させる必要が生じる場合もあるということを念頭に置いておきます。

正座

この姿勢で、背中と肩のすべての部位に施術することが可能です。しかし、膝に負担を感じる人もいます。被術者は座布団を敷くと、さらに楽に感じます。

胡座

この姿勢のほうが楽に感じるという人もいます。この姿勢は背中と肩の施術が可能で、しかもとても安定しています。しかしこの姿勢を楽と感じる人はあまり多くはいません。

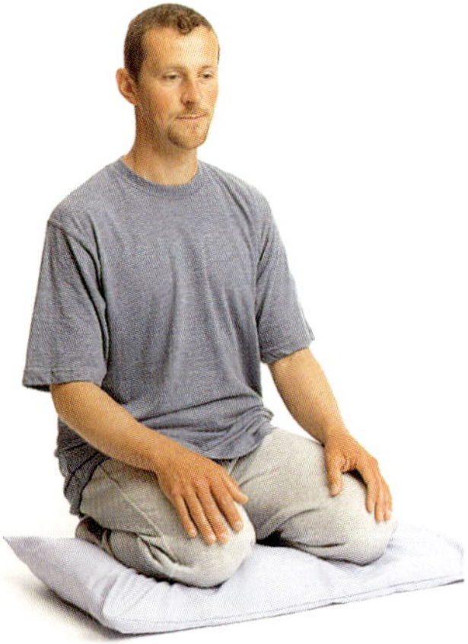

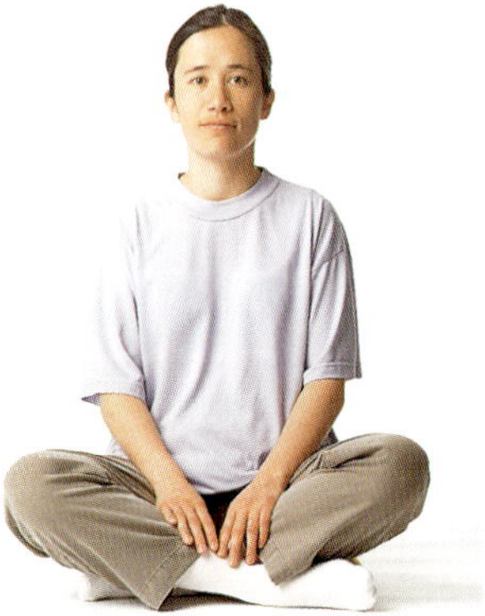

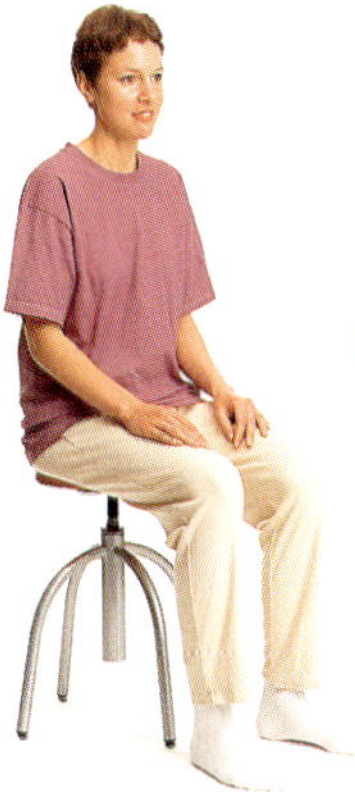

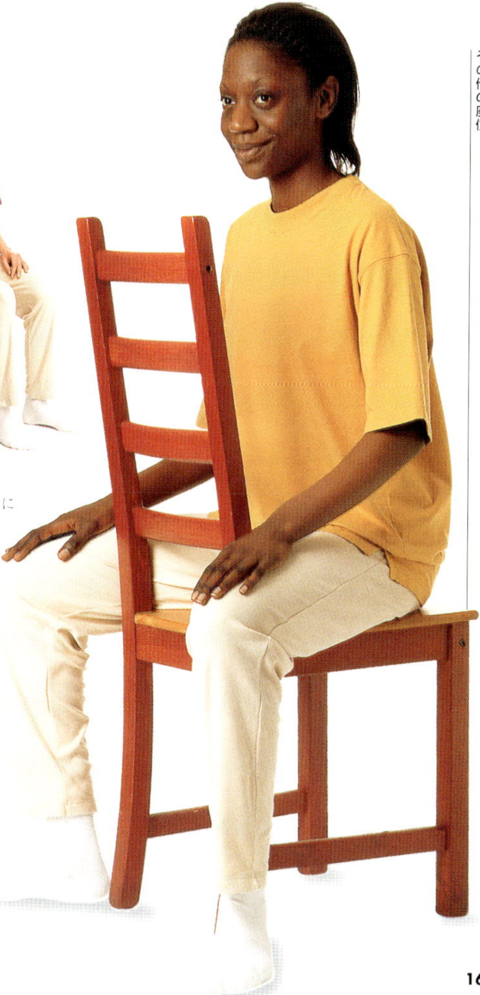

丸椅子での座位

背もたれのある椅子や丸椅子に腰掛ける姿勢は、関節の固い人に好まれる座位です。施術者は立ち姿勢で治療する必要があります。

椅子に跨る姿勢

背もたれのある椅子を使う場合、背中や肩に施術するとき、被術者に背もたれの方を向いて、椅子を跨ぐ姿勢を取ってもらう必要が出てきます。被術者は背もたれに寄りかかる形で身体を支えることができます。

座位での背部および腰部の施術

これから示す連続技は、首・背中・肩の痛みと硬直を解消するのに効果があります。職場での「簡単にできる治療法」としても、一連の基本療法の一部としても、使うことができます。この連続技は、肩を横断して走る胆嚢、三焦、小腸の「陽」経絡に対する強力な治療法となります。さらに、「陽」の「気」を抑制することによって、頭痛、あるいは頭部に生じる種々のうっ血の症状の解消にも効果的です。妊婦に対しては、肩に強い圧を加えるのは絶対に避けます。それは流産を招くおそれがあります。

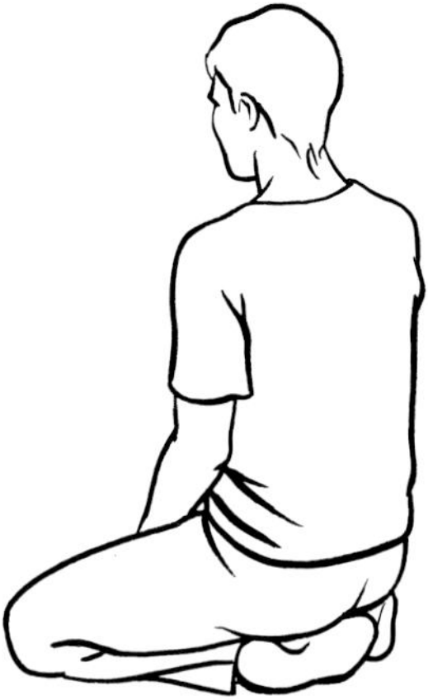

好ましい姿勢

この基本療法にとって好ましい姿勢は、正座あるいは胡座です。被術者に特に楽にして欲しいときは、座布団を用意します。

技法

背部と肩の大きな筋肉をやさしく伸展させるため、主に鈍い掌圧と肘圧を用います。これらの部位に対して、もっと集中的に治療したいと思うときは、さまざまな経絡に対して拇指圧を加えることもできます。肩の頂点中央部にあるGB21のツボは、「陽」の「気」の下方への放散と、首および肩のコリの解消にとって重要なツボです。しかし妊婦に対してはこのツボに圧を加えてはいけません。拇指圧は、施術する部位に対して垂直に加えるようにします。

この連続技には、首の緊張をほぐす伸展が含まれていますが、その技法は非常に注意深く行う必要があります。首の伸展は、力を抜いた筋肉にかかる被術者自身の頭の重さによって行うようにし、施術者から特別な力を加えないようにします。それは傷つきやすい首の構造に損傷を与えるおそれがあります。

施術の姿勢

背部および肩の治療に最適な姿勢は、床の上での正座または胡座です。この姿勢からは、一方の大腿部で被術者の背中を支えながら、被術者の肩に半膝立ちで強い下方への圧を加えることができます。被術者の後ろに座った姿勢から始めます。支持手を一方の肩の上に置き、術手の柔らかな掌圧を使って脊柱に圧を加えながらゆっくりと下がっていきます。この最初の接触によって、被術者の緊張をほぐし、同時に被術者の全般的な状況を把握します。

背部および肩の基本療法

この連続技に最適な被術者の姿勢は、正座または胡座です――この姿勢では、施術者は自分の片方の大腿部で被術者の背部を支えながら、半膝立ちで被術者の肩に強い下方への圧を加えることができます。被術者の後ろに座った姿勢から始めます。支持手を一方の肩の上に置き、術手の柔らかな掌圧を使って脊柱に圧を加えながらゆっくりと下がっていきます。この最初の接触によって、被術者の緊張をほぐし、同時に被術者の全般的な状況を把握します。

1 施術者は被術者の後ろに立ち、両手のひらを両肩の上に置きます。下方へのしっかりした掌圧を首から外側に向けてかけていきます。妊婦に対してはこのステップは絶対に行わないようにします。

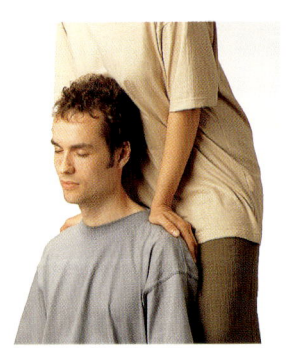

2 掌圧に変わる方法として、肘の下の平たい部分による圧を用いることもできます。被術者にできるだけ近づき、背筋を伸ばした半膝立ちの姿勢を取ります。両前腕を被術者の肩の上に置きます。前腕の腕の力を抜き、肩に体重を預けていきます。

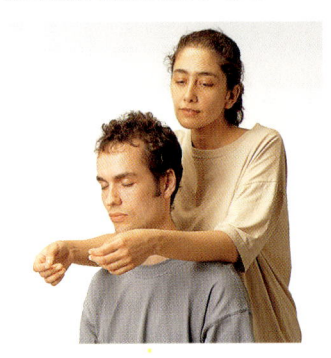

3 交互に外側の手で肩を支えながら、首の付け根から肩の後ろ側に沿って肘圧を加えます。

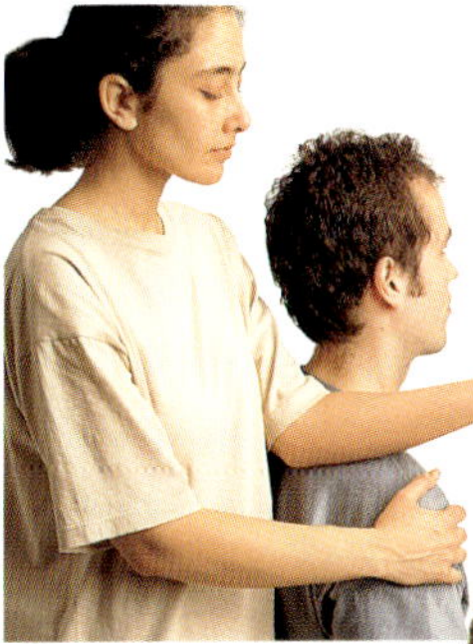

4 片方の手で被術者の前額を支えます。そのまま頭を少し起こし、その手を離します。頭が自然に前方に落ちていくのを、反対の手で受け止めます。これを数度繰り返します。

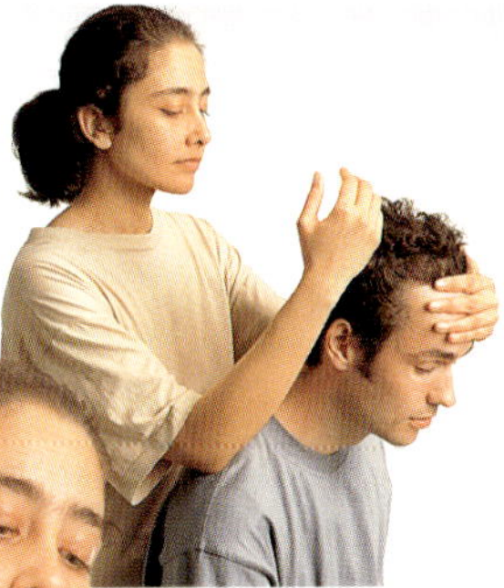

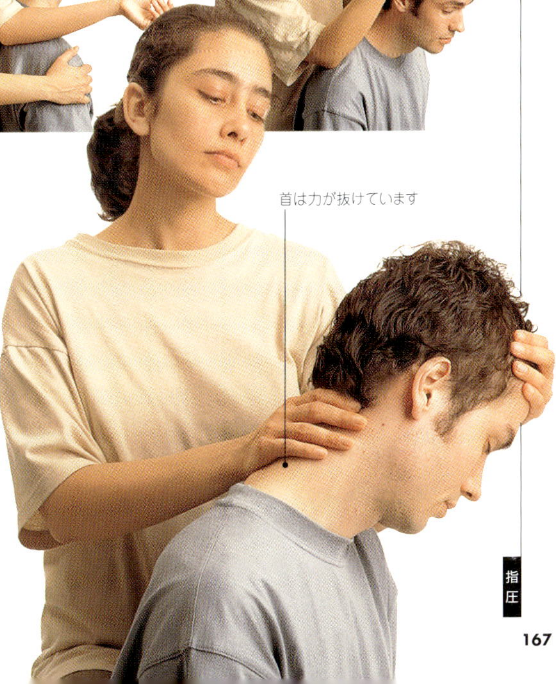

5 首の力を抜き、頭が自然に前に落ちていく状態になるようにと語りかけます。支持手で前額部を支えながら、術手を首の後ろに置き、首を左右にゆっくりと動かします。

座位での首および背部の伸展

次の見開きのページに示す指圧の連続技は、伏臥位で行った背部治療の座位バージョンです。掌圧と拇指圧を使い、脊柱両側の膀胱経絡全体に治療を施します。p.104も参照してください。

脊柱伸展

最初のステージは、臀部と腰部に対角線上の圧を加えて行う脊柱の十分な伸展です。そのためには、被術者は正座の姿勢を取る必要があります。被術者がこの姿勢を難しいと感じるならば、このステージは飛ばします。このステージにおいては、どの程度の圧を加えれば良いかを判断する必要があり、それに応じて技法を選択します。被術者が頑丈な身体の持ち主の場合は、被術者の背中に跨り、体重を両手にかけながら圧を加え、脊柱を伸展させます。この技法が被術者には少し強烈過ぎると判断した場合は、前腕を使うやさしい伸展の方を選択します。

脊柱への施術

次のステージの指圧においては、被術者は正座、胡座、椅子に腰掛けた姿勢、どの姿勢でも構いません。最初の2つの場合は、片方の手で圧を加え、もう一方の手を支持のため、被術者の胸または肩の前面にあてがいます。術手の拇

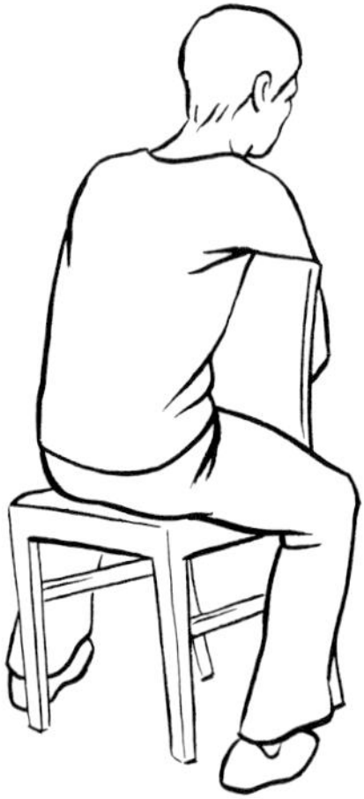

椅子による支持
椅子の背もたれは、
座位で行う背中への施術に際して
最適な支持を与えてくれます。

指と人差し指の中指骨を使い、脊柱の両側に同じ圧を加えていきます。こうすることによって、ただ背中に効果を与えるだけでなく、胸を開き、呼吸を改善することができます。

被術者が椅子に座っている場合は、身体の向きを変え、椅子を跨ぎながら背もたれの方に顔を向ける形になってもらいます。被術者は椅子の背もたれを支えに使うことができますから、あなたは両手で脊柱の両側に施術することができます。

肩への施術

この連続技の終わりでは、もう一度肩への指圧に戻ります。首の付け根から肩の先端までの筋肉を、緊張がほぐれ力が抜けるまで数回圧搾します。この圧搾の動作を上腕まで下ろしていきます。最後に、肩から肘までを往復するように軽く擦り、「気」の流れを調和させ、この連続技を終わります。

首および背部の伸展

この連続技の第1ステージでは、被術者は正座をする必要があります。被術者が難しく感じるようでしたら、このステージは飛ばします。このステージにおいては、どの程度の圧を加えれば良いかを判断する必要があり、それに応じて技法を選択します。被術者が頑丈な身体の持ち主の場合は、被術者の背中に跨り、体重を両手にかけながら圧を加え、脊柱を伸展させます。この技法が被術者には少し強烈過ぎると判断した場合は、前腕を使うやさしい伸展の方を選択します。第1ステージ以外のステージにおいては、被術者は正座でも椅子に腰掛けた姿勢でも、どちらでも構いません。

1 被術者に跨るようにして立ち、片方の手を臀部の片側に、そしてもう一方の手を腰の反対側に置きます。圧を加えていきます（上記参照）。手の位置を逆にして同様にします。

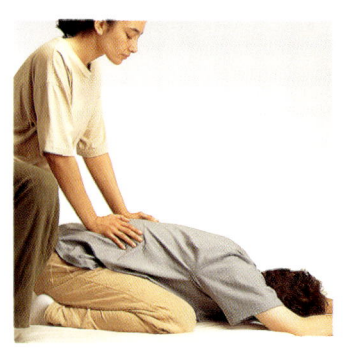

2 被術者は背筋を伸ばした座位の姿勢を取ります。施術者は、片方の手を支持のため肩の上に置き、もう一方の手で同じ側の背中に掌圧を加えます。手の位置を逆にして同様にします。

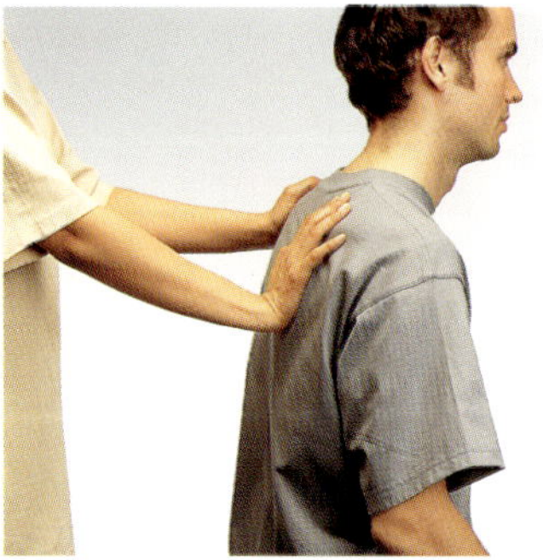

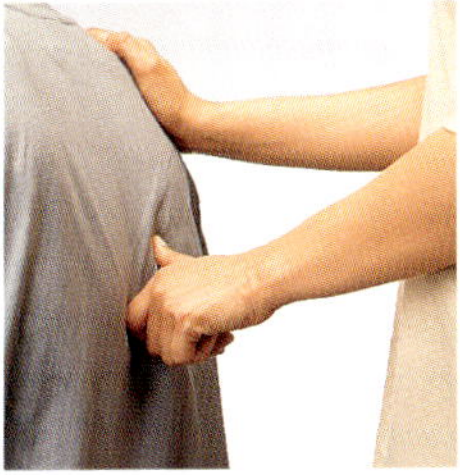

3 片方の手を支持のため被術者の肩の上に置き、もう一方の手で、脊柱のすぐ横を通る同じ側の膀胱経絡に、肩から腰に向かって拇指圧を加えていきます（p.114-115の背中の基本療法で示した経路をたどります）。手を替え、反対側も同様にします。

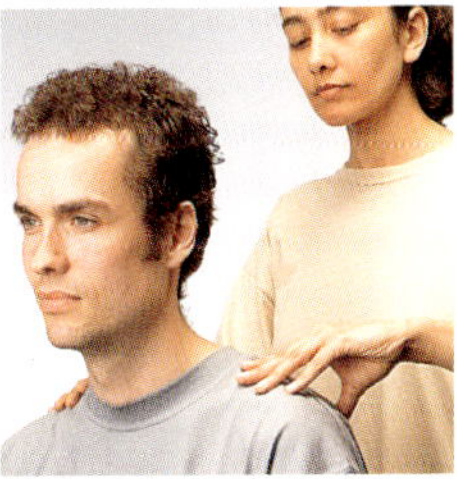

4 肩の後ろの経絡に沿って拇指圧を加えていきます（p.114-5を参照）。次に両手で両肩を首から外側に向けて圧搾していきます。

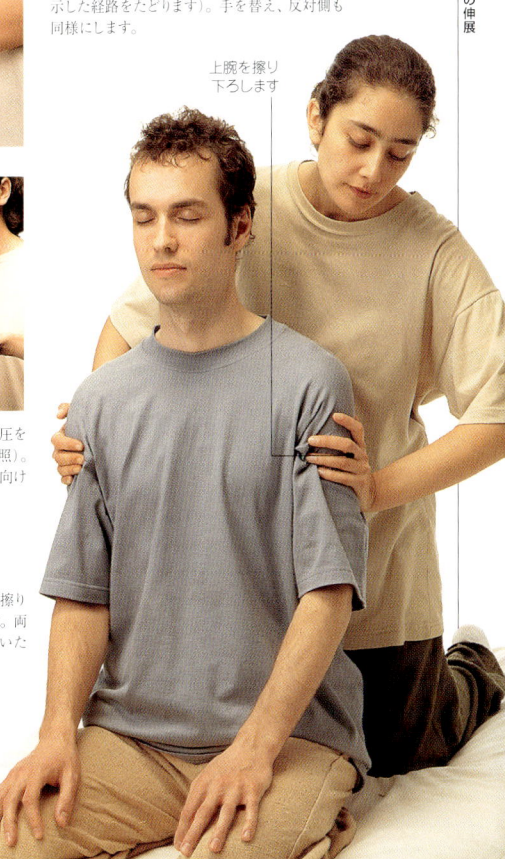

5 上腕を肩から肘に向かい数回擦り下ろし、この連続技を終了します。両手を被術者の背中にしばらく置いたままにします。

施術後のケア

開始したときと同じ心遣いと感受性で、治療を終わらせることが大切です。それによって被術者は治療効果を十分に同化することができ、また施術者はゆっくりと、しかし完全に被術者との接触を断ち切ることができます。

治療の締めくくり

ほとんどの場合、最も良い締めくくり方は、開始したときと同様に「丹田」に手を置いて正座し、被術者の身体の「気」の流れに意識を集中させることです。被術者の頭の傍に座り、両手を被術者の額の上に置くのもいいでしょう。どちらの場合も、数秒の後、手をゆっくりと離し、被術者の上に軽い毛布をかけ、被術者が数分間穏やかにリラックスした状態が続けられるようにします。その時間を取った後、ゆっくりと起き上がるように言います。指圧治療の後、多くの人が軽い意識の混濁や脚のふらつきを感じますから、この時間は必ず取るようにします。治療後すぐの運転は避けるようにと告げる療法士もいます。必要と思われる場合は、さらに数分間座ったままの姿勢で被術者を休ませ、精神的、肉体的に普段どおりの活動ができる状態になるのを待ちます。

分離技法

正しい方法で治療を終わらせることは、指圧の施術者にとっても重要です。なぜなら、指圧は精神的にも肉体的にも、施術者のエネルギーを消耗させるからです。治療終了後は、被術者との接触から自分を分離させ、エネルギーを補填します。数回の深呼吸や肺のための真向法体操を行い、自分自身の「気」を回復させま

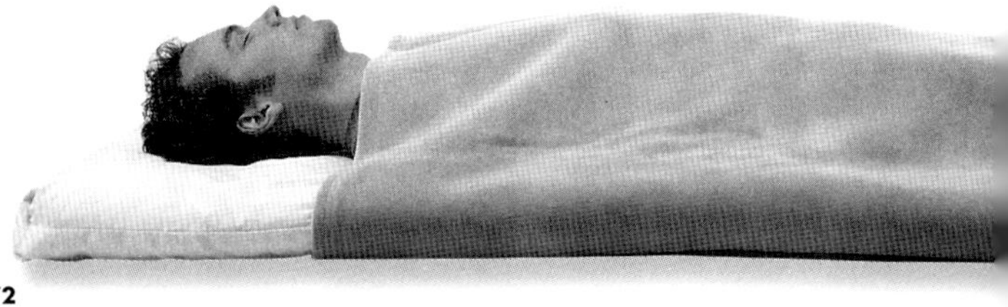

す。分離技法の1つとしてよく知られていることは、治療後手を洗うということです。感染症を伝染させる危険性はゼロに近いとしても、これは1日に数人の患者を治療する専門の療法士にとっては、常識的なことです。

術後経過

さらに継続的な治療が必要と考えられるときは、被術者にその後数日間の身体的・精神的経過について書きとめておくように依頼します。それによって治療効果を確かめることができますし、継続治療の方針を検討することができます。また被術者に自宅でできる指圧療法として、真向法や自分で指圧できる特別なツボを教えるようにします。

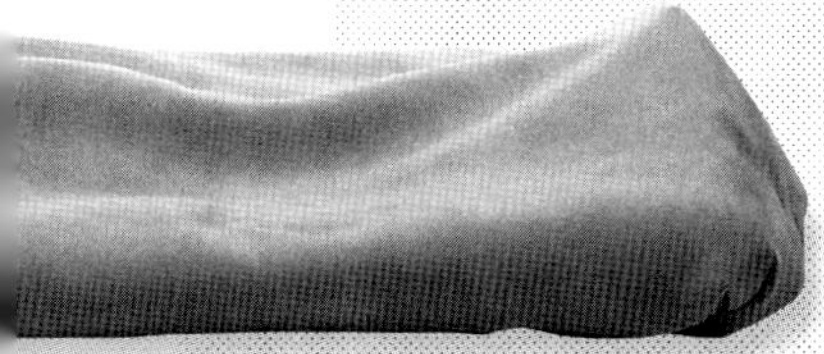

リラクゼーション・タイム
指圧治療の後、起き上がる前に、被術者に数分間のリラックスした時間を取らせることは重要なことです。

症状別指圧療法

指圧は、健康的なライフスタイルの一環として、定期的に行うときに最も大きな効果を生み出しますが、障害や症状に合わせた治療法の1つとして用いることもできます。この章では、障害の根底に横たわっていると考えられる均衡の崩れを矯正するため、関連するツボや経絡にどのような治療を行えばいいかということについて見ていきます。

ここで示す治療法の多くは自分でできるものですが、すべてのツボに自分で施術することは不可能ですから、時々は他の人の助力が必要になるかもしれません。医師の診断を受けるのが普通の症状や、持続的な原因不明の症状については、医師の診断を仰ぐようにします。そのとき医師には、通常の医学的治療と合わせて指圧治療を行っているということを告げるようにします。

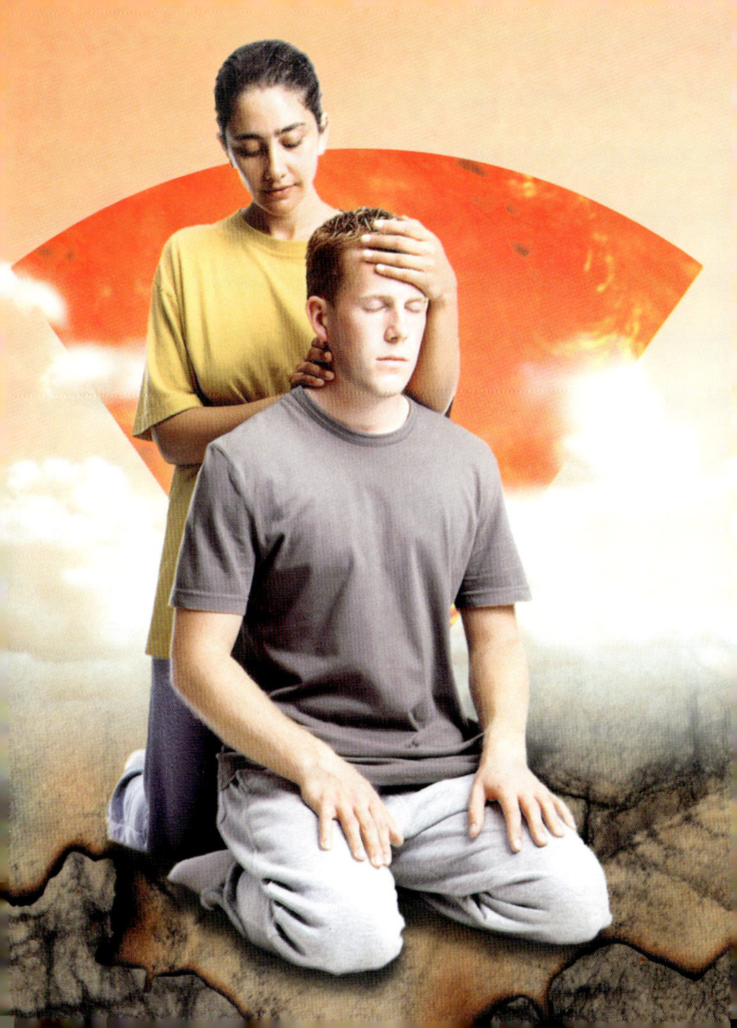

呼吸器障害

呼吸は空気を肺に取り入れ、血流のなかに酸素を送り込む過程と、老廃ガスを人体から排出する過程の、2つの過程から成り立っています。伝統的中国医学では、空気は「気」の3つの形態のうちの1つをもたらします。肺は「外気」の吸入を任務とし、気候的影響その他の脅威に対する最初の防衛線となっています。肺機能の弱化は、風邪、咳、その他の呼吸器障害の頻繁な発症を惹起します。すべての呼吸器障害に対する治療として、腕と手の肺経絡への施術による、肺の「気」の強化を試みます。経絡に沿って、遭遇するすべてのツボに対して入念に圧を加えていきます。また毎朝、肺経絡を開くための真向法体操を実施します。全身活性化のツボであるCV6や、免疫系を活発化するツボSt36に対する治療も、あらゆる呼吸器障害に効果があります。

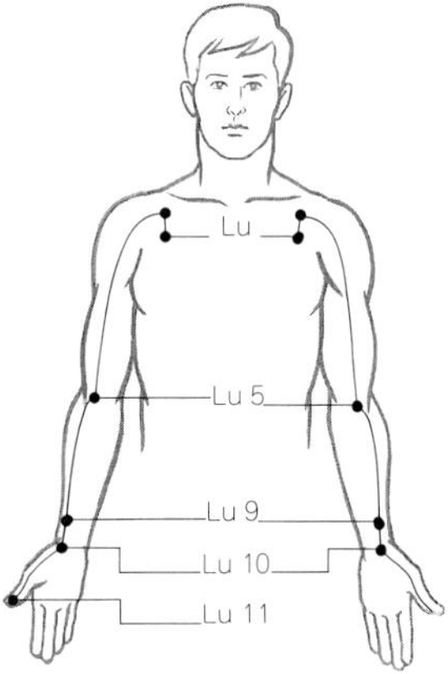

肺経絡
肺経絡に対する治療は、
呼吸器障害に効果があります。
身体の両側共に施術します。

上部気道

風邪、咽頭痛、副鼻腔炎など、上部気道に障害を起こす症状に対しては、頭と顔の経絡を、目の下および頬骨に沿って施術し治療します。大腸経絡に対する施術も効果的です。LI4（合谷）は、抵抗力の強化、鼻水・くしゃみ・涙眼の解消のための特に効果的なツボです（妊婦に対してはこのツボは絶対に使わないようにします）。咽頭痛に対しては、特に効果的なツボが2つあります。拇指付け根のLu10（魚際）と、拇指先端のLu11（少商）です。肺経絡に対して全般的な治療を行うときは、この2つのツボに対して重点的に圧を加えるようにします。

下部気道

咳、喘鳴など、下部気道と肺に関係する症状に対しては、上背部の膀胱経絡にある「陽」のツボに対する治療が効果的です。胸部中央のCV17(膻中《だんちゅう》)に対する拳骨による叩打あるいは指圧は、胸部の圧迫感(ならびに鬱積した感情)の解消に効果があります。喘息に対しては、治喘《ちぜん》と呼ばれる一対のツボに対して施術します。

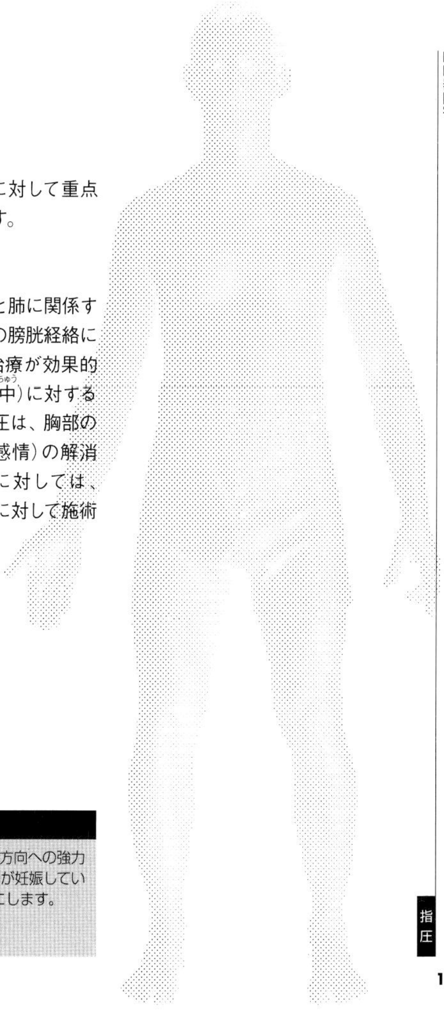

妊娠時の注意

大腸経絡4番のツボ(合谷)は、下方向への強力な動きを促進しますから、被術者が妊娠しているときは絶対に施術しないようにします。

指圧療法（呼吸器障害）

肺は特に空気の乾燥に弱く、また汚染の影響や栄養不足によっても機能が弱まります。症状に応じて、治療する経絡とツボを選びます。上背部の膀胱経絡を治療するときは、他の人の助けが必要です。これらの部位に対して毎日1度か2度施術しますが、もしその方が有益だと感じる場合はもっと多くしてもかまいません。重度の息切れが生じたときは、すぐに医師の診断を仰ぎます。

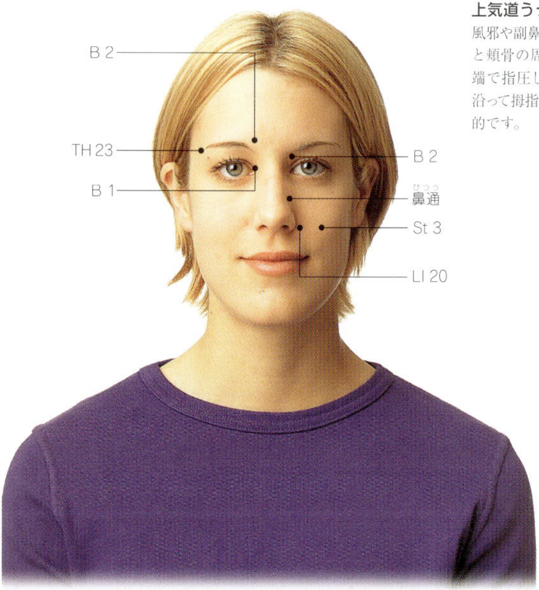

上気道うっ血

風邪や副鼻腔炎の治療には、目と頬骨の周囲のツボを四指先端で指圧します。頭蓋底部に沿って拇指圧を加えるのも効果的です。

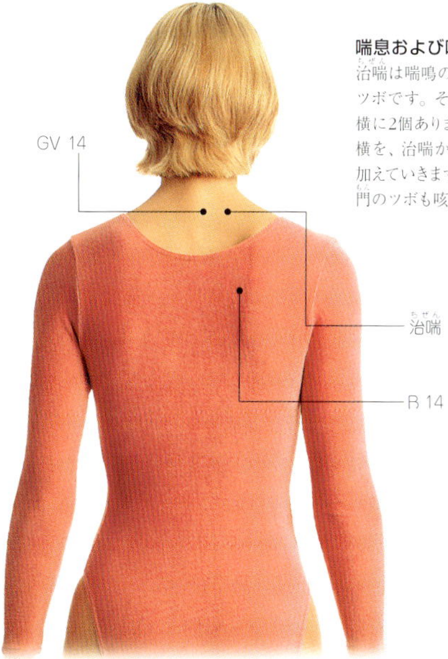

喘息および喘鳴

治喘《ちぜん》は喘鳴の症状に対して特に効果的なツボです。それは首の付け根、脊柱の両横に2個あります。背部の中央、脊柱の両横を、治喘からB14まで平行に拇指圧を加えていきます。背部正中線上のGV14瘂《あ》門《もん》のツボも咳に効果があります。

咽頭痛

この症状には、手のLu10および11のツボが効果があります。

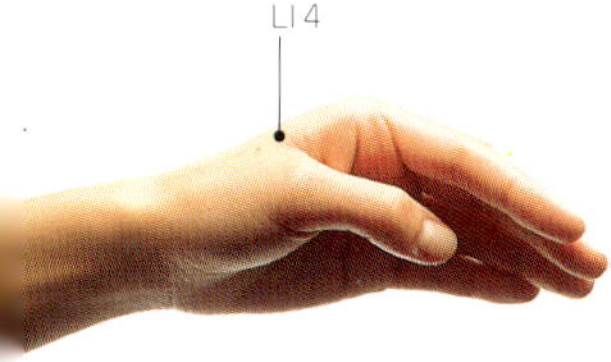

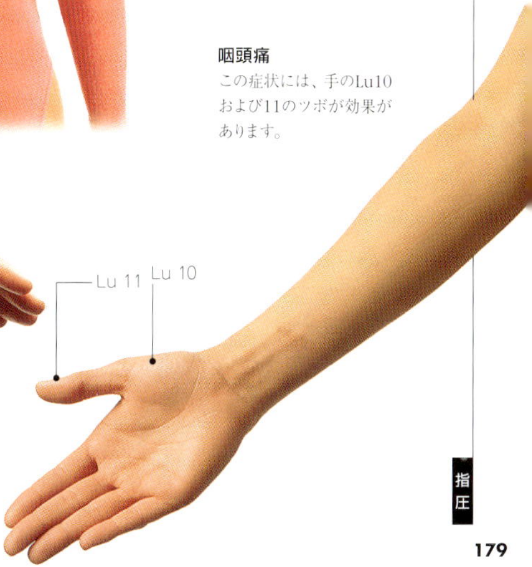

風と湿気の放出

多くの上気道の症状、特にくしゃみ、涙眼、鼻づまりの症状は、LI4のツボに対する施術によって緩和されます。

消化不良および吐き気

東洋医学も西洋医学も、上部腹部の痛みおよび／または吐き気・嘔吐を惹起する胃の変調は、主としてカロリーの高い食物の過度の消化不良が原因ということで一致しています。これらの症状に対して、指圧治療では通常胃および脾臓（どちらも「土」の行に属します）の経絡に、また症状によっては胆嚢（「木」の行）の経絡に対して治療を行います。胃経絡に不調和が生じると、通常は下方向に流れるエネルギーの流れが逆転し上方向へ流れ始め、その結果吐き気や嘔吐などの症状が現れます。胃の不調和にはまた、心理学的な側面もあります。人体の自然な欲求に対して十分なケアが行われないまま、不安や精神的刺激が重なると、しばしば消化不良や吐き気などの症状が惹起されます。

上部の消化障害に対しては、下腹部から遠い位置にある胃経絡のツボを治療しますが、それらのツボは繊細すぎて圧に耐えられないかもしれません。下肢のツボが一般的に最も効果のあるツボです。同時に脾臓と胆嚢の経絡に対しても施術します。

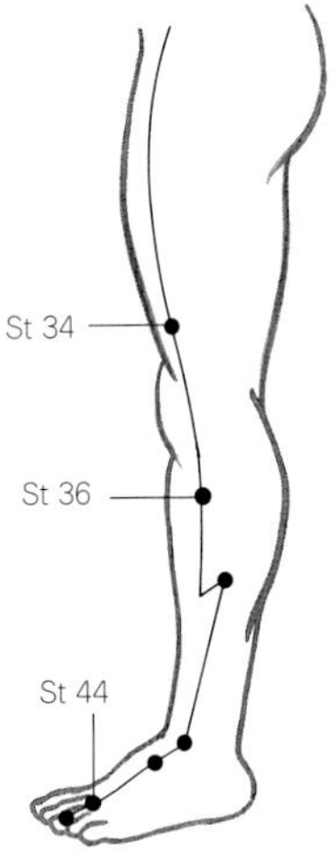

胃経絡
この経絡に対する施術は、
ほとんどの上部消化管障害に効果があります。

胃痛

鋭い痛みが生じているときは、膝の外側すぐ上にあるSt34（梁丘）のツボに拇指圧を加えます。胸焼け、胃酸過多、吐き気、嘔吐などの症状に対しては、St44（内庭）のツボに拇指圧を加えます。このツボはまた、歯槽膿漏や歯痛にも効果があります。またSt36(足三里)も治療します。このツボは人体全体の壮健に効果がありますが、特に食物を血液や「気」へ変換する胃と脾臓の働きを助け、それにより胃の機能不全を解消します。

吐き気

手首の内側にあるHP6(内関)のツボは、乗り物酔いを含むすべての吐き気の治療にとって特に重要で、効果のあるツボです。このツボは胸部と腹部を鎮静化させる働きをもち、胃の調子を整える効果があります。

吐き気や嘔吐を伴わない上腹部の痛みに対しては、肋骨の下中央から外側に向けてやさしい四指圧を加えます。それは、腹鳴の症状に対しても効果的な場合があります。

助力を頼める人がいるときは、背部中央の膀胱経絡上にある、消化器系を支配している兪穴に圧を加えてもらいます。脊柱の両側にあるB17からB21のツボを重点的に治療してもらいます。

指圧療法（消化不良・吐き気）

日頃から消化不良または吐き気に悩んでいる人は、ここで示している経絡やツボを試してみるといいでしょう。部位によっては、症状が治まったときに治療する方が受け容れやすく、効果的と感じるかもしれません。これらの療法は、消化器系を強化し、症状の再発を防ぐ効果があります。腹部の激痛や嘔吐は、しばしば緊急を要する病気の徴候の場合があります。いつまでも治まらない、あるいは激しい痛みを伴う症状が起きたときは、必ず医師の診断を仰ぐようにします。

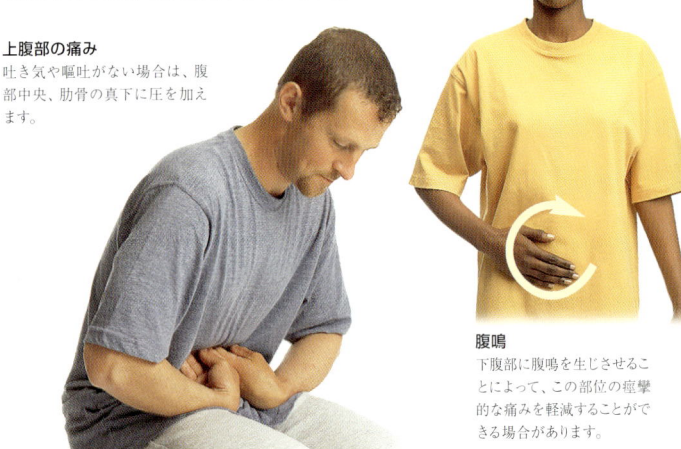

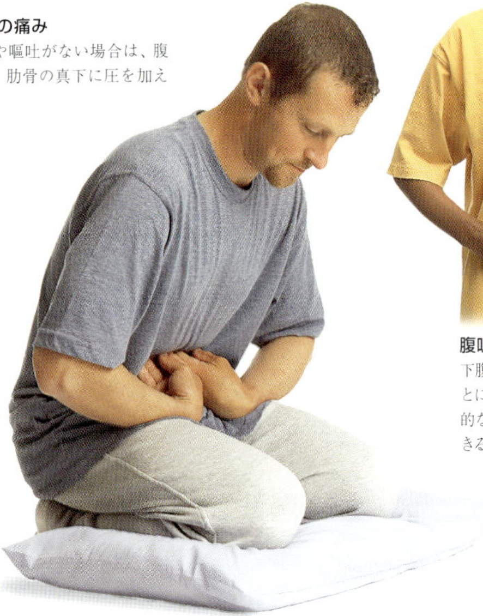

上腹部の痛み
吐き気や嘔吐がない場合は、腹部中央、肋骨の真下に圧を加えます。

腹鳴
下腹部に腹鳴を生じさせることによって、この部位の痙攣的な痛みを軽減することができる場合があります。

吐き気・嘔吐に対する自己治療

吐き気と嘔吐に対する伝統的なツボは、HP6です。このツボに対しては自分で容易に圧を加えることができます。

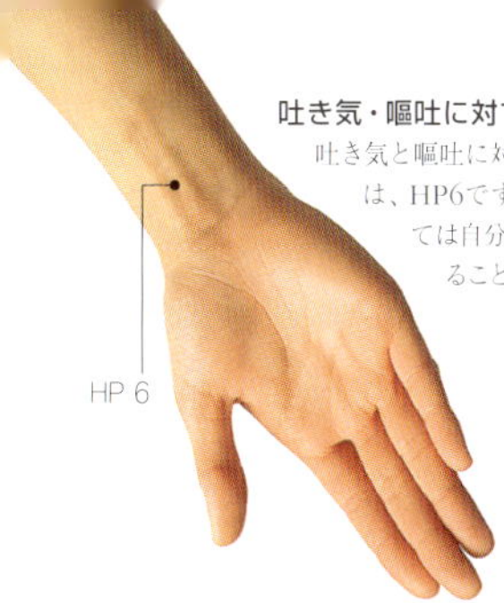

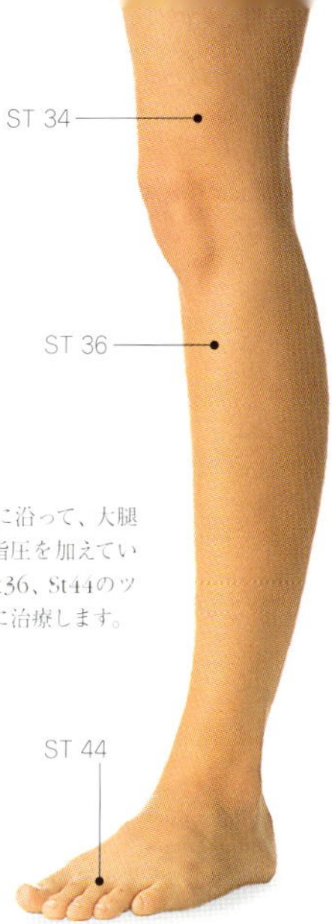

急性腹痛

両下肢の胃経絡に沿って、大腿部から足まで拇指圧を加えていきます。St34、St36、St44のツボは特に重点的に治療します。

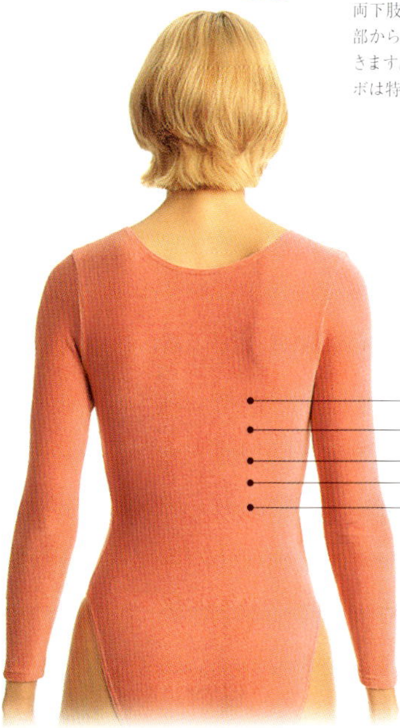

消化器系の調子を整える

手伝いを頼める人がいるときは、中背部膀胱経絡にある兪穴に圧を加えてもらいます。これらのツボは消化器系の調子を整えます。

下痢および便秘

大腸は「金」の行に属する「陽」の器官で、老廃物の主要な通り道となっています。この器官の均衡が崩れると、食物残留物の流れが速くなりすぎたり（下痢の症状）、遅くなりすぎたり（便秘の症状）します。大腸の均衡の崩れは、関連する諸器官の変調が大腸に対して「ドミノ現象」的に現れるという形でも起こる場合があります。排便に関するちょっとした異変でも、気づいたことがあるならば医師に報告するようにします。

下痢

急性の下痢は多くの場合、過剰な寒気や湿気、あるいは、胃、脾臓、腎臓の経絡における「陽」の「気」の不足が原因で起こります。下肢および足の脾臓経絡を治療しますが、特にSp3（太白）とSp4（公孫）には重点的に施術します。しかし妊婦に対しては、脾臓経絡を施術してはいけません。St25のツボは、大腸の調子を整える重要な働きを持っています。

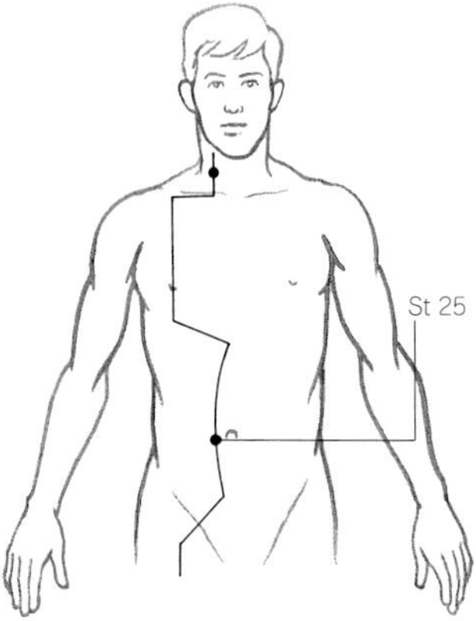

大腸「天枢」
St25としても知られているこのツボは、
臍から2拇指幅離れた両側に位置しています。
腸の障害に効果のあるツボです。

過敏性腸症候群

これはストレスと深いつながりのある症状で、下痢と便秘を交互に繰り返し、たびたび痙攣的な痛みも訪れます。深く呼吸し、数分間四指で腹部に円を描くように擦ることによって、腹鳴を起こすようにします。

便秘

CV6のツボは、腹部全体にエネルギーを与え、停滞し便秘状態になっている腸に刺激を与えます。腕と手の外側に対する指圧、特に重点的に大腸と三焦の経絡に対して行う指圧も効果的です。LI4（合谷）のツボは腸の活動全般を活発にしますので、特に念入りに施術します。しかし妊婦に対してはこのツボを使うことは厳禁です。TH6も、腹部の上・中・下部全体に効果のあるツボです。

胴と下肢の側面を通る胆嚢経絡および肝臓経絡に対する施術も、身体全体の活動を促進する働きがあります。GB34（陽陵泉）のツボは、筋肉の痙攣を緩和し、便秘を解消させる効果のあるツボですから、特に入念に治療します。Li3（太衝）は肝臓の「気」の分配を助け、全身の機能を強化します。

協力者がいるときは、下背部膀胱経絡の兪穴（B23からB32）に圧を加えることも効果的です。これらのツボは排泄作用を整える働きをもっています。

指圧療法(下痢・便秘)

一般的に下痢または便秘という形で現れる大腸の均衡の崩れは、しばしば関連する諸器官の変調の結果として起こります。ここに示したツボのほとんどは、自己治療することができます。関連するツボを毎日1度ないし2度指圧します。どちらの症状のためにも、水分を十分取るようにし、特に便秘に対しては、食事の中の果物、野菜そして全粒穀物の割合を多くするように心がけます。

St25への施術

臍の両側に均等に拇指圧を加えながら、深く呼吸します。

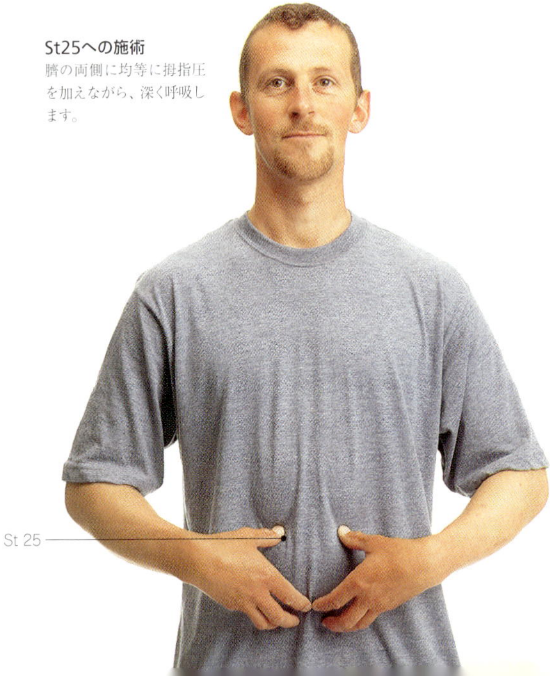

便秘

体側を通る胆嚢および肝臓の経絡に対する指圧が効果があります。

下痢

頻繁に下痢をする症状に対しては、Sp3およびSp4のツボに四指または拇指を用いた圧を加えます。妊婦に対してはこれらのツボを使うことは厳禁です。

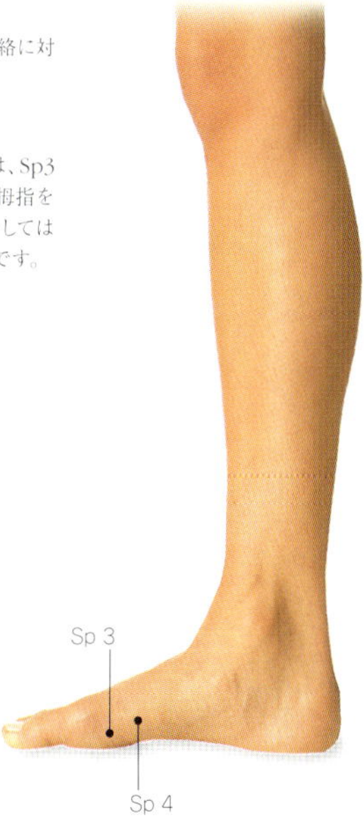

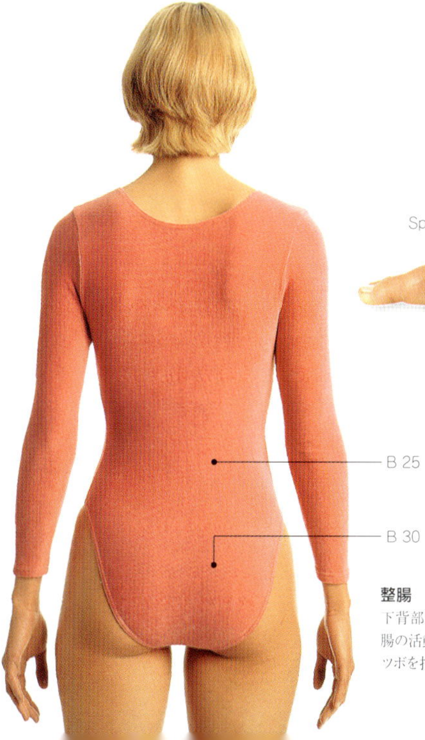

整腸

下背部の膀胱経絡に対する施術は、腸の活動を整えます。B25からB30のツボを指圧します。

関節障害

関節の痛みや硬直は、骨関節炎のように長期にわたる（慢性の）疾患が原因の場合もあれば、急性のケガや捻挫が原因の場合もあります。どちらの場合も、指圧は患部を通る「気」の流れを促進することによって、症状を緩和する効果があります。指圧は、関節の障害がそこを通る経絡の流れを遮断することによって起こる、指圧療法士が「圧痛点」と呼ぶところの痛みを軽減します。

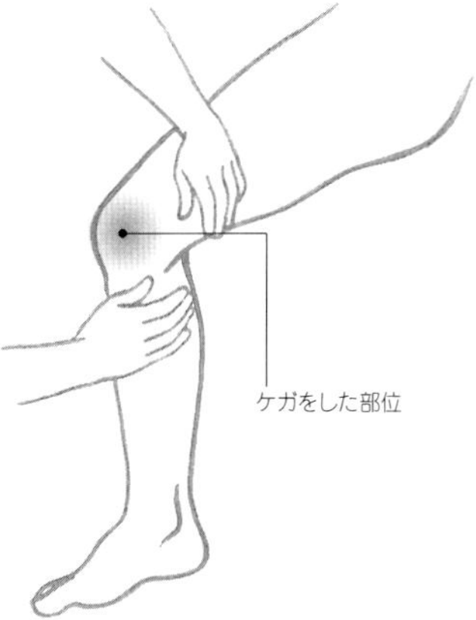

関節の周囲に施術
関節に障害が生じたときは、その部位に直接圧を加えてはいけません。代わりに関節の周囲にやさしく拇指圧を加えます。

ケガ

骨折または脱臼の可能性がある関節のケガの場合は、必ず医師の診断を仰ぐようにします。ケガをした直後の、あるいは最近痛み出したり炎症を起こしたりしたばかりの関節には、決して直接施術しないようにします。代わりに身体の同じ側の関連する経絡を治療します。痛みが生じている部位を正確に特定し、それにもとづいてどこを治療するかを決めます。例えば膝の内側を傷めた場合は、痛みのある部位の上または下の下肢内側に施術します。

肝臓および胆嚢

肝臓と胆嚢は「木」の行に属する器官です。それらは靭帯および腱に関係しており、関節に生じた障害を全般的に改善する働きを有しています。捻挫や筋違いの治癒を促進するため、これらの経絡に対して施術していきます。GB34のツボは、人体の左右に一対で存在している関節（例えば膝、足首、肩など）と特に深い関係があります。GB40（丘墟《きゅうきょ》）に対する指圧も、足首、膝、臀部の痛みを軽減する効果があります。GB30（環跳《かんちょう》）に対する治療は、臀部の痛みの軽減に効果的です。

腎臓および膀胱

関節障害が、骨関節炎と合併して起こる骨の弱化に起因している場合、腎臓と膀胱の「気」の強化が効果的な場合があります。これらの器官は「水」の行に属し、骨の状態と関係があります。下背部、特に膀胱経絡の兪穴と、下肢内側の腎臓経絡に対して施術していきます。上背部のB11は、骨の強化にとってきわめて重要なツボです。これらのツボのいくつかは、圧を加えるために協力者が必要な場合があります。

関節の柔軟性

p.40-55で示した真向法体操は、関節の柔軟性を維持し高めるのに効果があります。

指圧療法（関節障害）

急性の関節障害に対しては、その関節を通る「気」の流れの滞りを取り除くことに重点を置いて治療します。関節の周囲（決してその上ではなく）に、やさしく拇指圧を加えていきます。その関節を通過しているすべての経絡のコースを辿ります。その後、関節の長期治療に効果のある遠くに位置している胆嚢経絡のツボや、骨の強化に効果のある膀胱経絡のツボに施術していくといいでしょう。

膝のケガ

通常膝のケガの場合は、他の人に指圧治療をしてもらう方がいいでしょう。膝の周囲に、膝から上下に遠去かるように掌圧や拇指圧を加えていきます。

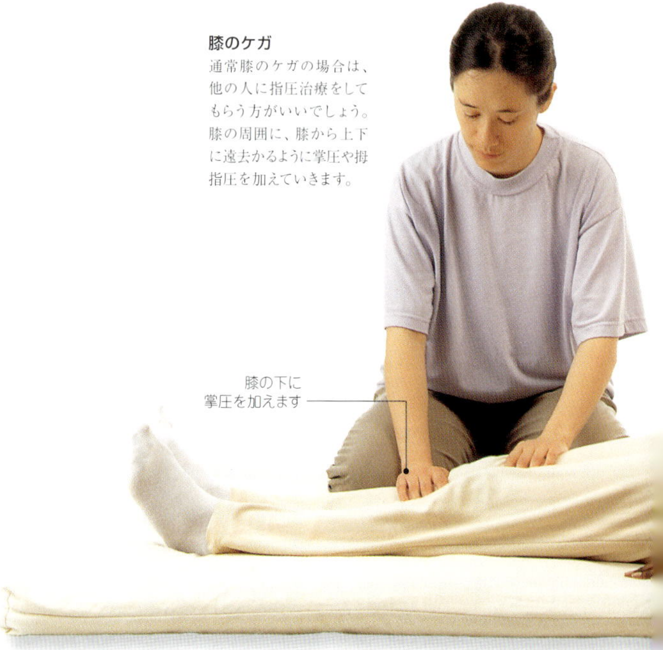

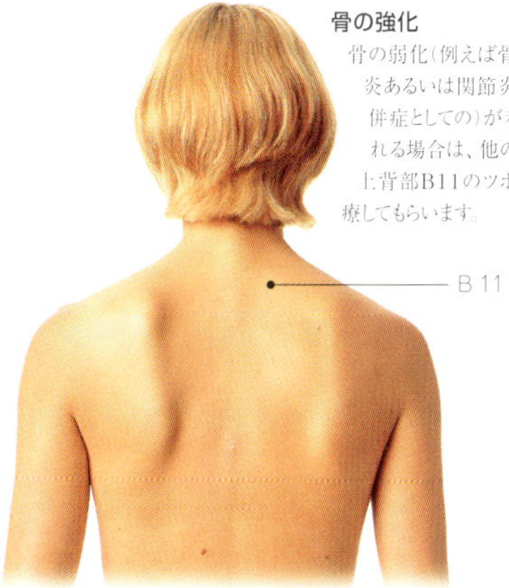

骨の強化

骨の弱化(例えば骨関節炎あるいは関節炎の合併症としての)が考えられる場合は、他の人に上背部B11のツボを治療してもらいます。

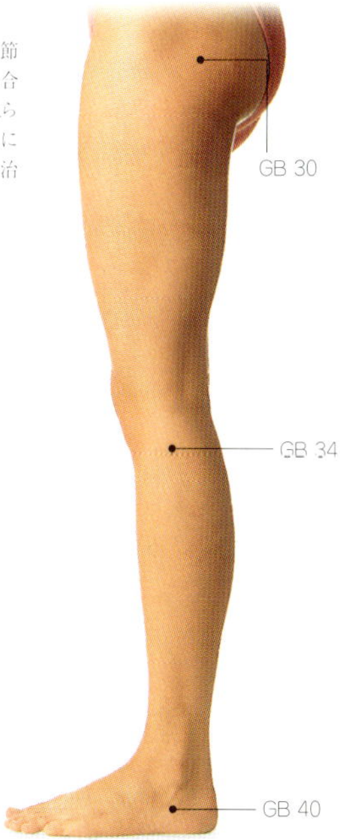

関節障害全般

肝臓および胆嚢の経絡が、関節機能にとって最重要の経絡です。これらの経絡に対する治療は、関節障害の種類に関係なく効果的です。特に臀部から足首にかけての胆嚢経絡に沿って、GB30、GB34、GB40に重点をおきながら圧を加えます。

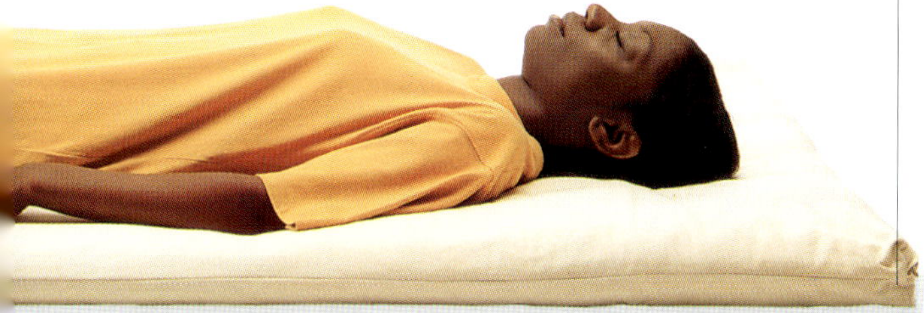

排尿障害

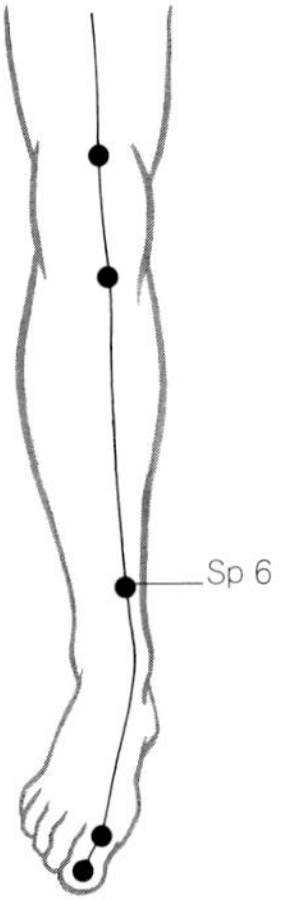

三陰交
脾臓経絡6番は下腿部の内側にあり、
3つの経絡——脾臓、腎臓、肝臓——
が接合しています。

中国伝統医学では、尿は「水」の行に属する膀胱および腎臓によって管理されています。膀胱は肺、大腸、小腸からの廃液を尿に変えます。腎臓は体内の水分の量を調節しています。排尿障害は、これらの器官における均衡の崩れが原因と決まっているわけではありません。尿路感染を起こしやすい状態は、一般的に「気」と血液の力が弱まっていることに原因があります。下腹部痛および背部痛を伴う疝痛のある頻尿は、膀胱または腎臓の重大な感染症のおそれがありますから、医師による検査を必要とします。そのような障害は、「気」の血液への転化をつかさどる脾臓の「気」の減弱、栄養失調、精神的トラウマ、湿気、暑気などが原因となっている場合もあります。このような症状の根底に横たわっている障害に対しては、脾臓経絡を通じて治療することが最善の方法でしょう。

疝痛を伴なう排尿

下腹部痛および背部痛を伴なう疝痛のある頻尿に対しては、下背部および仙骨部にある兪穴（B27-34）を他の人に指圧してもらいます。それは排尿に関係する諸器官の活動を活発化する効果があります。B60に対する指圧も、排尿に伴う痛みを軽減するのに効果があります。下腹部のCV3（中極）とSt29のツボは、全体として泌尿器系を強化する効果があります。

Sp6

妊娠中でないならば、Sp6のツボを、単独に、あるいは脾臓経絡全体に対する治療の一部として、指圧するのも効果的です。このツボは三陰交と呼ばれ、下肢を通る3つの「陰」経絡——脾臓、腎臓、肝臓——が接合する重要な点です。これらの経絡は骨盤へと流れていきますから、Sp6のツボは排尿障害に効果があり、同時にあらゆる生殖機能を強力に調整する効果があります。

水分

これまで述べた指圧治療に加え、尿路障害が生じている間は、多量の純水を飲むようにします。それは感染媒体を流し出し、尿を薄め、それによって焼けるような痛みを軽減する効果があります。どのような場合も医師と相談するようにします。

下背部の治療

下背部に対する指圧治療は、尿路障害を持つ人に有益です(p.108-111を参照)。

指圧療法（排尿障害）

排尿障害を緩和するには、自分で指圧できるツボを、症状が軽くなるまで1日数回治療します。手助けをしてくれる人がいるならば、下背部および仙骨部の膀胱経絡上の兪穴を治療してもらいます。それは少ない回数でも効果があります。指圧を頼める人がいないときは、p.50-51の膀胱および腎臓のための真向法体操を行うようにします。

泌尿器系の強化

泌尿器系全体の働きを活発化するためには、下腹部の臍から3拇指幅下のCV3のツボを指圧します。St29に対する指圧も同じ効果があります。

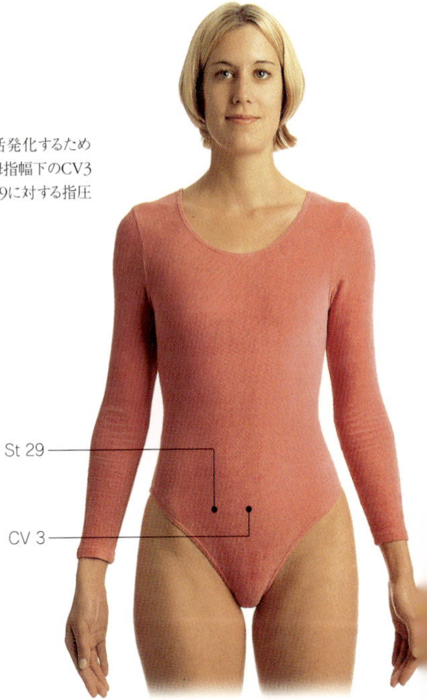

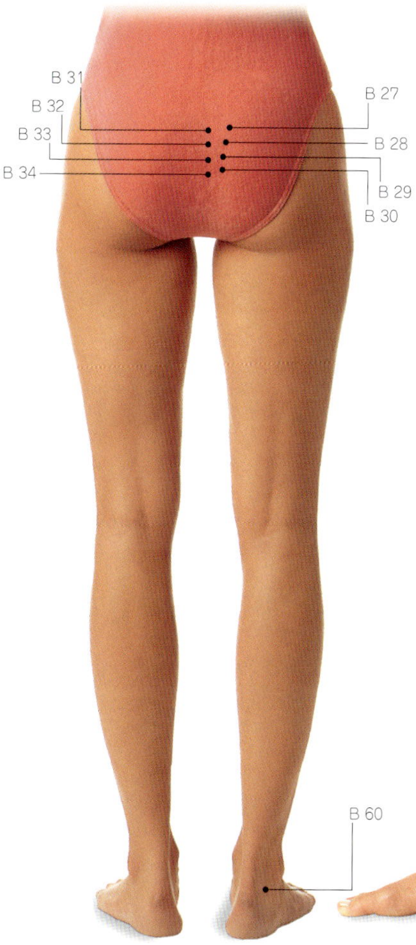

疝痛の軽減

排尿障害が下腹部や下背部に痛みを生じさせているときは、他の人に頼んで下背部および仙骨部にある兪穴B27からB34までに指圧を加えてもらいます。足首外側のB60のツボも排尿に伴う痛みに効果があります。しかし妊婦に対してはこのツボは絶対に使わないようにします。

骨盤部器官の調整

Sp6のツボに、単独で、または脾臓経絡全体に対する治療の一部として、指圧します。しかし妊婦に対してはこのツボは絶対に使わないようにします。

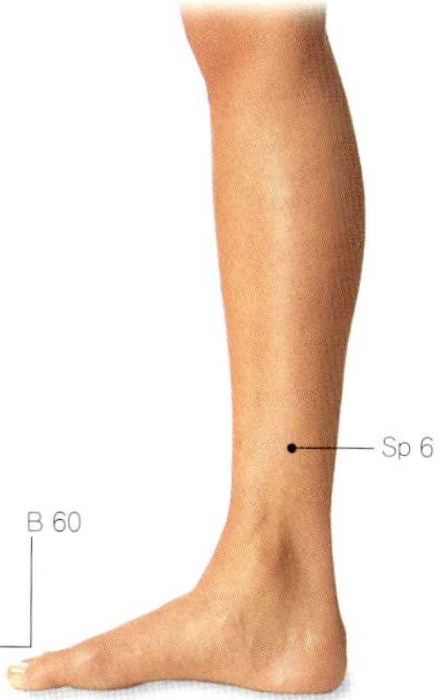

生殖器系

脾臓、肝臓、腎臓は、男性と女性両方の生殖器官および生殖過程の健康を管理しています。この節では、女性生殖器官および月経に関連する症状に対する治療法を見ていきます。月経に関係するすべての症状にとって最も重要なツボはSp6で、このツボは、もし妊娠していないことが確実ならば、あらゆる症状の場合に治療すべきです。

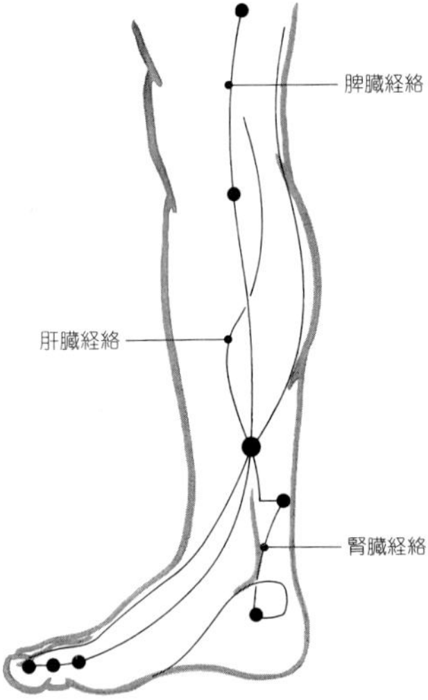

3本の陰経絡
下肢内側を通る3本の経絡は、生殖器系の機能の調整にとって最も重要です。

月経前症候群

イライラ、乳房痛、腹部膨満などの症状は、胃と脾臓に不均衡をもたらす肝臓の「気」の不活化あるいは停滞の結果です。心理学的症状に対しては、心包経絡全体を治療し、腹部膨満や乳房痛に対しては特にHP6とHP7を治療します。下肢のすべての経絡に対する施術も有益です。

月経痛

月経初期にひどくなる痛みは、Li3（太衝）とLi2（行間）のツボに対する施術で軽減することができます。CV6とCV4に対する掌圧も痛みを和らげます。月経終期に向かって現れる腰痛の治療には、仙骨部全体、特に膀胱経絡B23とB32に対して施術します。

貧血

重度の貧血や、異常に長い月経の持続

などの症状の治療には、CV4のツボにしっかりした指圧を加えます。脾臓の働きを強化するため、下肢内側のすべての経絡に施術しますが、特に出血を抑えるSp10(血海)、Sp6、Sp1のツボには念入りに施術します。Li1のツボの治療も効果があります。

閉経

月経が最終的に止まる時期、多くの女性は発汗異常、情緒不安定、睡眠障害などのさまざまな不快な症候群に悩まされます。中国伝統医学では、これらの症状は心臓と腎臓の不調和が原因と見なされています。心臓の不均衡は、H7(神門)とH6に対する施術で調整できる場合があります。下肢および足首の腎臓経絡に対する定期的な治療も効果的です。K1(湧泉)、K6(照海)、K7は特に入念に治療します。閉経期特有の顔の火照りを冷ますには、Sp10のツボに対する治療が効果的です。

指圧療法（生殖器系）

月経周期に関連するすべての症状に、Sp6のツボは効果があります。その他個々の症状に対しては、関係のある適切なツボに対して施術します。治療回数は、症状の重さによります。症状が軽い場合は、1日に1度の治療で十分ですが、月経痛がひどい場合には、以下に示すツボを数時間おきに治療します。指圧治療によっても激しい月経痛が緩和されない場合は、医師に相談します。

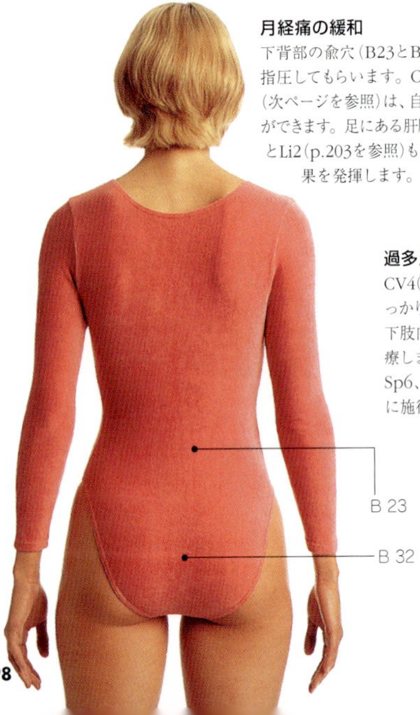

月経痛の緩和

下背部の兪穴（B23とB32）を人に頼んで指圧してもらいます。CV4とCV6のツボ（次ページを参照）は、自分で治療することができます。足にある肝臓経絡のツボ、Li3とLi2（p.203を参照）も、痛みの軽減に効果を発揮します。

過多月経の治療

CV4（次ページを参照）にしっかりした圧を加えた後、下肢内側の脾臓経絡を治療します。特に、Sp10、Sp6、Sp1に対して重点的に施術します。

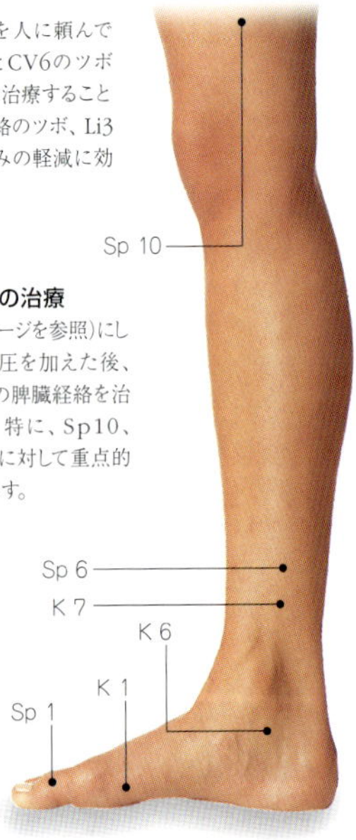

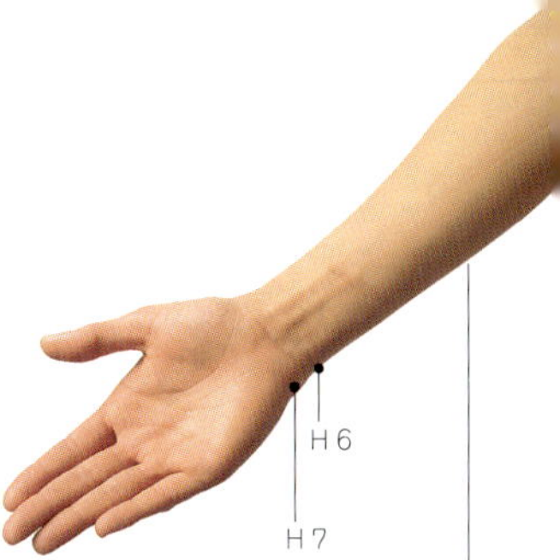

月経前症候群

過剰発汗や顔の火照りの緩和のためには、腕の心臓経絡、特にH6とH7に対して施術します。腎臓経絡に対する治療、特にK1 (p.200を参照)、K6、K7の治療も効果があります。Sp10 (左ページを参照) に対する定期的な施術も、顔の火照りを軽減するのに効果があります。

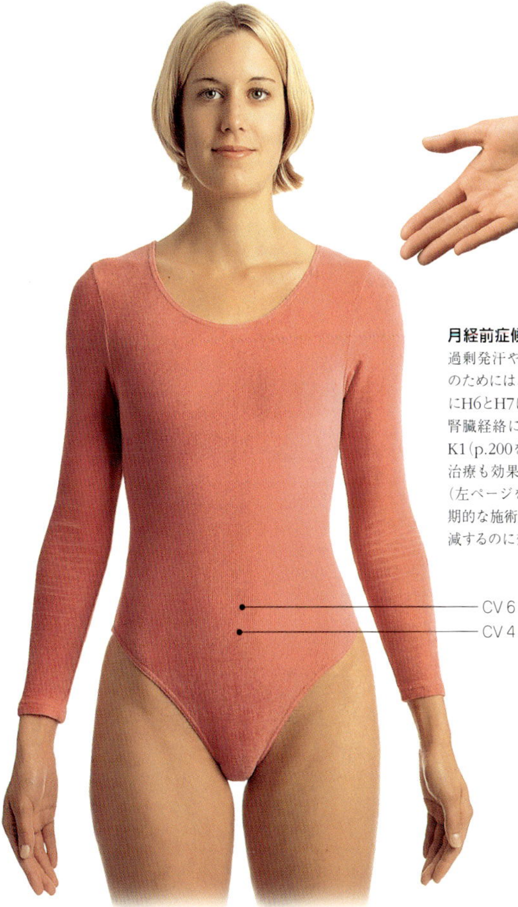

不安および不眠症

不安やそれに付随して起こる不眠症は、多くの場合「陽」エネルギーの過剰、特に上半身における過剰が原因となっています。こうした症状はまた、下半身の貧血や栄養失調が原因となっている場合があります。「陽」エネルギーの過剰は、意識の譫妄状態を惹き起こすこともあります。

「陽」エネルギーの放散

頭と顔に対する指圧治療は過剰な「陽」の「気」の放散に効果があります。この治療を行った後、エネルギーを人体下部に降下させるための治療を行う必要があります。K6（照海）とK1（湧泉）のツボは、特に心を落ち着かせる効果があります。不安に苦しんでいる人は、「土」のエネルギーが不足しており、しばしば胃と脾臓に関係する消化障害を起こすことがあります。大地との関係を再構築するため、下肢のこれらの経絡に対して治療を行い、問題に冷静に対処することができるようにします。HP6、CV12、CV14のツボも、不安に由来する消化障害の緩和に効果があります。

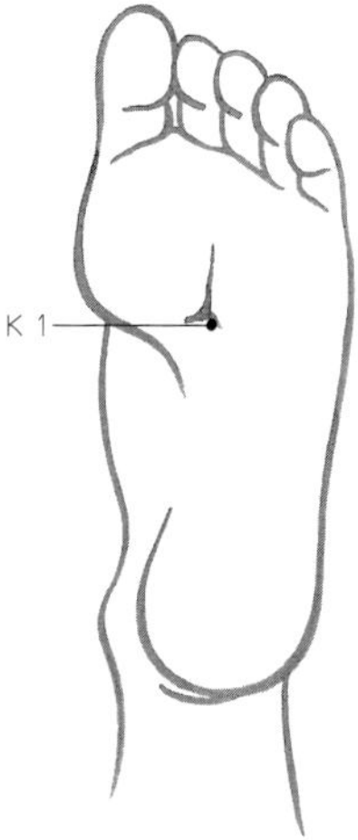

湧泉

腎臓1番のツボは、
不安に悩む心を落ち着かせ、強くします。

心臓

心臓に生じる不均衡も、しばしば不安や焦燥の原因になります。H7（神門）のツボに対する治療は、それを鎮静化するのに驚くほど効果があります。しかもこのツボは自分自身で簡単に治療することができるという利点があります。

肝臓

仕事やその他の生活上の出来事に関連したストレスから不安が生じているとき、「木」の行と、それに属する器官である肝臓のエネルギーの枯渇が考えられます。肝臓は、人生の目標に向かって進むために必要な特性、計画性と創造性を支配しています。Li3のツボに対する指圧は、このエネルギーを活性化させ、人生における日々の課題を乗り越えていく力を生み出します。

胆嚢および大腸

ストレスが昂じると、首や肩にコリが生じ、頭痛が起こることがあります。こうした症状には、肩の経絡、特にGB20とGB21を重点的に指圧し、また眉毛の間の「印堂」のツボに圧を加えます。さらにLI4のツボに対しても治療を行います。このツボは、首と肩で阻止されているエネルギーを放散させる効果があります。

刺激物

不安や不眠症は刺激物の摂取過多によっても惹起されます（p.60-61を参照）。指圧の効果を最大にするため、刺激物の摂取を最低限に抑えましょう。

指圧療法（不安・不眠症）

不安感に襲われやすい性格は、指圧の観点からは「陽」エネルギーの過剰と見なされますが、治療には通常長い時間を要します。適切と思われる指圧治療を、毎日の日課の中に組み込みましょう。朝には今日1日の課題に向かう心の準備をするためLI3のツボに対して、夕べには睡眠に向けて心を落ち着かせるためK1のツボに対して施術を行います。必要に合わせて、プログラムを組んでみましょう。

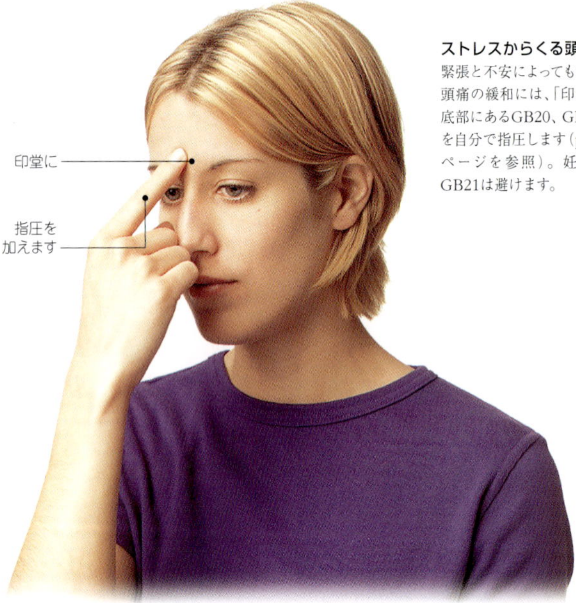

ストレスからくる頭痛

緊張と不安によってもたらされる頭痛の緩和には、「印堂」や頭蓋底部にあるGB20、GB21のツボを自分で指圧します（p.145と次ページを参照）。妊娠時にはGB21は避けます。

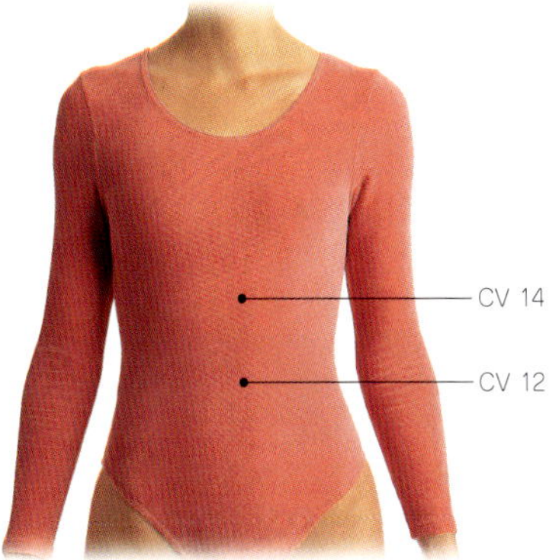

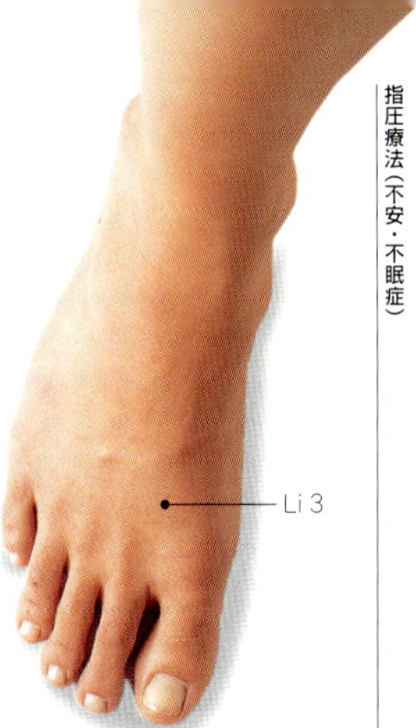

不安からくる消化障害

CV12とCV14のツボを指圧します。
後者は臍の上8横指の所に位置しています。

対処能力を高める

問題に対処し、人生を切り開いていく能力を高めるため、肝臓経絡に対して、特にLi3のツボに対して施術します。このツボは、足の表側、親指と第2指が合わさる部位に位置しています。

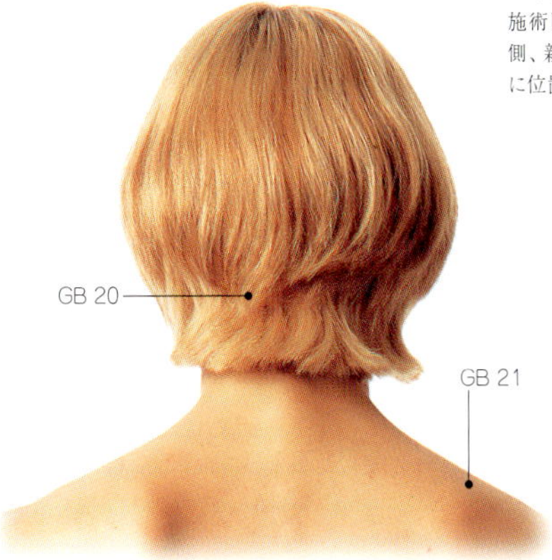

不安からくる首・肩のコリ

ストレスからくる首・肩のコリを解消するには、その部位にあるGB20とGB21のツボを治療します。妊婦に対しては、GB21のツボは厳禁です。

疲労および虚弱体質

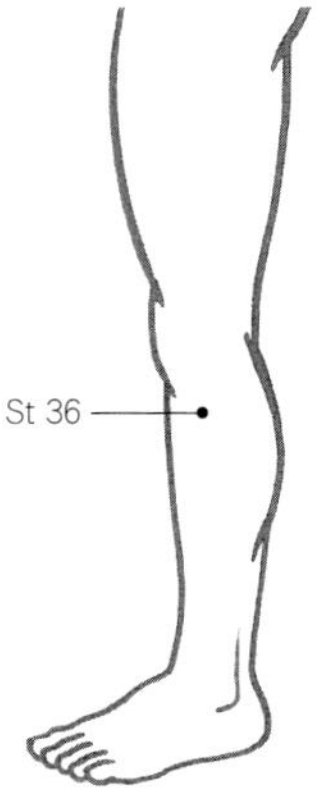

足三里
St36は全身を活性化するツボです。
それは胃と脾臓が食物から
「気」を吸収するのを助けます。

疲労、倦怠、虚弱体質、意欲減退（抑うつ）などの症状は、指圧の観点から言うと、すべて「気」の低さ——生命エネルギーの不足——と関係しています。それには多くの潜在的原因があり、指圧はその原因に対処することができます。しかし、もしあなたがこのような症状に陥ったときは、まずあなたの生活スタイル全般を見直すこと——滋養豊かな食事をし、運動と休息の健康的なバランスを回復すること——を忘れないようにしましょう。重篤な抑うつ感に襲われているときは、迷わず医師に相談しましょう。

肺

私たちの「気」の大部分は、空気から引き入れられていますから、第1優先順位は、肺の活動を刺激し、深い呼吸ができるようにすることです。肺はまた、深い悲しみと結びついています。肺エネルギーの均衡が崩れると、抑うつ感や悲観的な考えが起こりやすくなります。p.42-43に示した肺のための真向法体操を毎朝実践しましょう。助力を頼める人がいるときは、伏臥位で上背部と肩に指圧してもらうと、心臓と肺の活動が促進され、症状が改善されます。肺エネルギーの下方向への流れを促進するLu1（中府）のツボは、特に重点的に治療します。頼む人がいないときは、このツボは自分で治療することができます。p.126-127に示した指圧療法にしたがって、CV17に圧を加えます。それは呼吸を改善し、胸部の「気」を強化します。このツボは、他の人でも自分でも治療することができます。

疲労困憊

心身の極度の疲労に対しては、CV6に掌圧または拇指圧を加えます。それによって「気」と「陽」エネルギーが増進され、「腹」からの深い呼吸が可能になります。

抑うつ

抑うつが主要な症状の場合は、腕の肺、心包、心臓経絡に対する治療を行います。Lu7のツボは特に念入りに治療します。欲求不満が胸を塞いでいるような抑うつ感——おそらく目的を達成することに失敗し、その後の自信喪失が原因となっていると思われますが——に対しては、下肢の肺経絡への施術が効果的です。

冷え性

冷え、特に手足の冷えを感じやすい症状は、全般的に「気」が減衰しているときに起こります。St36のツボに対する治療は全身を活性化する効果があります。

注意

長く続く重篤な抑うつ感に襲われているときは、医師に相談しましょう。

指圧療法(疲労・虚弱体質)

外気の取り入れを任務とする肺は、精神と身体の全般的な活力を維持するために最も重要な器官です。疲労、倦怠などの症状に対しては、指圧の効果を最大にするため、肺のエネルギーが最も強まっている時間帯——早朝——にタイミングを合わせて治療しましょう。朝の光がエネルギーを賦与してくれるのを十分に愉しみ、その代わりに夜は普段より早く休むようにしましょう。

抑うつの解消

肺経絡全体に施術しますが、特にLu7のツボには重点を置きます。

エネルギーの増強

エネルギーの増強には、CV17とLu1のツボが効果的です。これらのツボに対する治療は、呼吸を改善し、肺の「気」を強化します。

疲労回復

身体全体の「陽」エネルギーの増進のため、CV6のツボに指圧または掌圧を加えます。

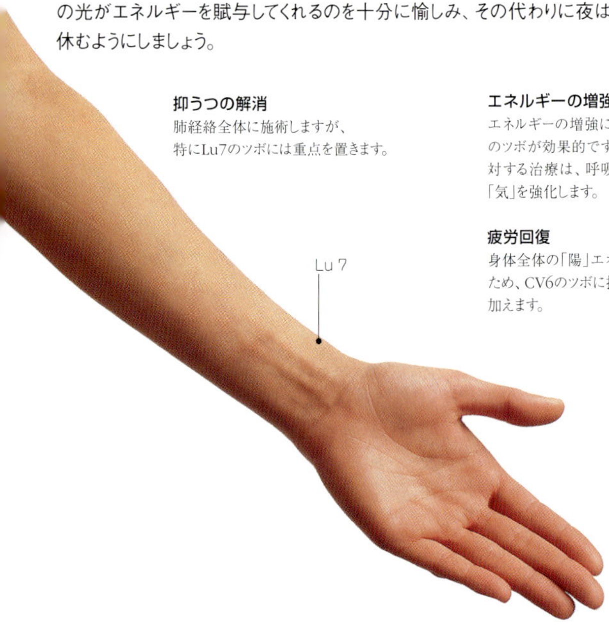

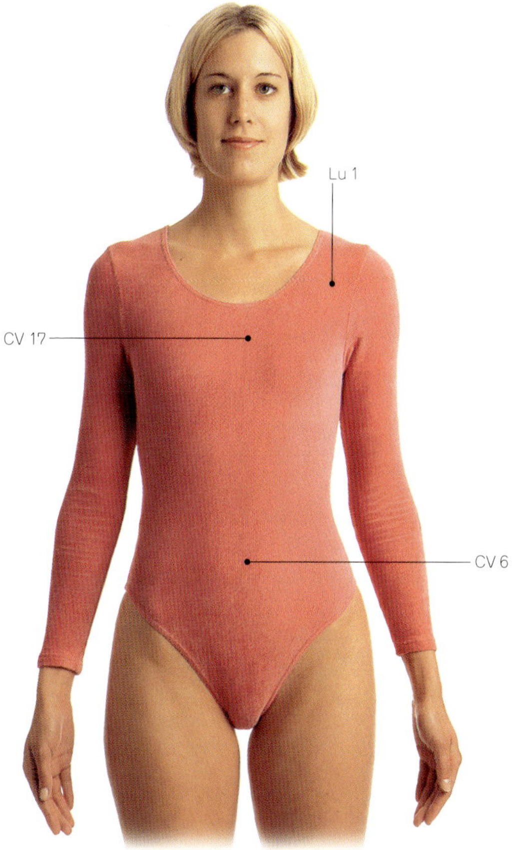
Lu 1
CV 17
CV 6

腰背痛

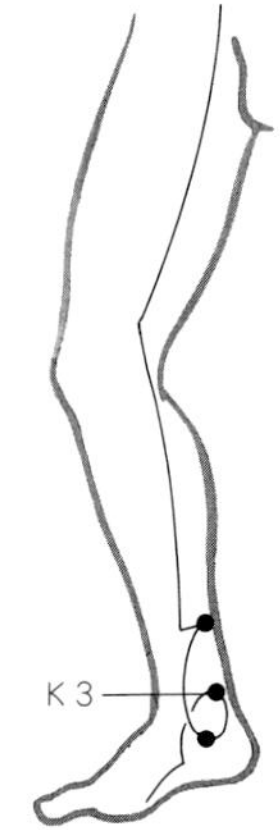

下部腎臓エネルギー
腰背痛はしばしば腎臓の「気」の不足と関係しています。K3に対する施術は速やかな「気」の増進に効果があります。

腰背痛は最も一般的な健康障害の1つです。生理学的な原因としては、悪い姿勢、無理のし過ぎ、骨関節炎のような加齢によるもの、などがあります。通常の医学的治療では一時的な軽減効果しか得られないことが多くありますが、指圧を含む補完療法は、持続的な改善効果をもたらすことができます。指圧を行う前に、腰背痛の医学的検査を行います。痛みに付随して、手足のしびれや運動麻痺、尿失禁などの症状が現れているときは、すぐに医師の診察を受けるようにします。

慢性痛

指圧の観点からすると、腰背痛、特に腰痛は、長期に渡る肉体的消耗、あるいは生得的な虚弱体質の結果として起こる腎臓の「気」の不足が原因です。また脊椎の関節に障害が起きたときも、同様の症状が現れます。

腰背痛の主な原因である背部の筋肉の痙攣を緩和するには、膀胱経絡に沿った指圧が効果的です。腎臓経絡のエネルギー不足を解消するため、督脈を治療します。他の人に頼んで、脊椎の間にあるツボを感じ取ってもらいながら、力を抜いた指先で、脊柱に沿ってしっかりした、しかしやさしい圧を加えてもらいます。また腎臓と膀胱の経絡のための真向法体操を実践するようにします。夕方から夜にかけて、腎臓のエネルギーがピークに達しているときがそのための最適な時間帯です。

突然の発症

腰背痛が突然発症したときは、背部に対して直接治療を行うことは避けます。背部を強化するため、足と足首の膀胱経絡のツボに施術します。B60とB62のツボが最も効果的です。K3のツボは腎臓の「気」を増進させ、腰背痛を緩和します。そこから下肢を上ったB40のツボは、背部を強化し、腎臓の「陽」エネルギーを支えます。SI3のツボは、首と背部の筋肉の緊張をほぐす効果があり、発作による精神的ショックを鎮静化します。このツボは手にあり、自分で簡単に治療することができます。

坐骨神経痛

坐骨神経痛は下背部に起こり、下肢裏側を襲う痛みです。この症状に対しては医学的な検査が必要ですが、下肢外側を下るGB30からGB40までの胆嚢経絡のツボに対する指圧治療は、痛みの軽減に効果があります。

指圧療法　腰背痛

腰背痛が急性の（最近発症した）場合は、まず何よりも横になって休むことが大切です。それによって筋肉の緊張が取れ、消失した「気」を充填——回復の重要な側面です——することができます。横になって休んでいる間は、他の人に指圧をしてもらうとき、背中以外のツボにしてもらいます。痛みが軽くなったところで、背中自体に指圧治療をしてもらうようにします。長期的な療法として、症状の再発を防ぐため、生活の中でいろいろなことを試してみましょう。

腰痛

GV26に圧を加えます。そこは回復のツボで、上唇の内側に位置しています。そのため唇の外側から指で圧を加えていきます。最良の方法は、指先に向かって頭を傾けながら、頭の重さで圧を加えるようにすることです。

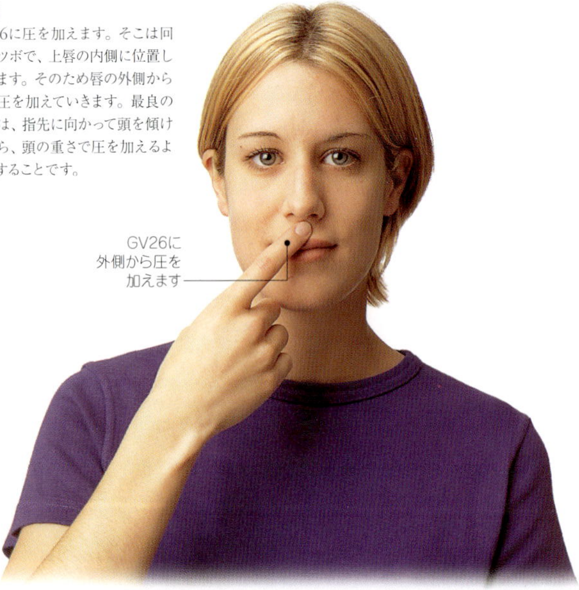

腰背部の強化

筋違いや障害が起きた後、腰背部を強化するため、足にある膀胱経絡のツボ――B62とB60に定期的に施術します。膝の裏側にあるB40のツボは、背部を筋違いから守るツボとしてよく知られています。

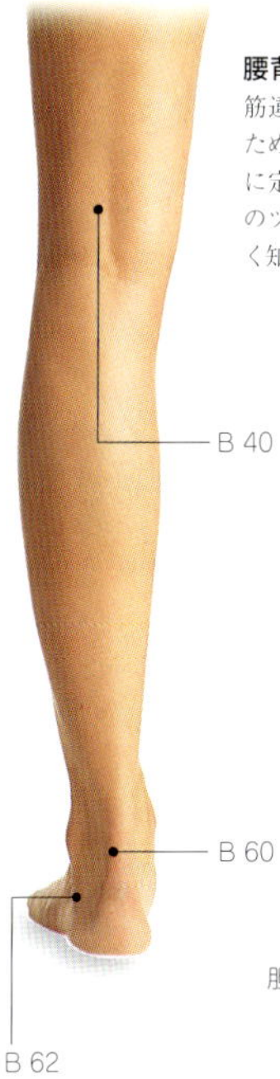

筋肉の緊張をほぐす

腰背痛は多くの場合、背部の筋肉の硬直から生じます。SI3のツボにしっかりした圧を加えることによって、背中と首の筋肉の緊張をほぐすことができます。

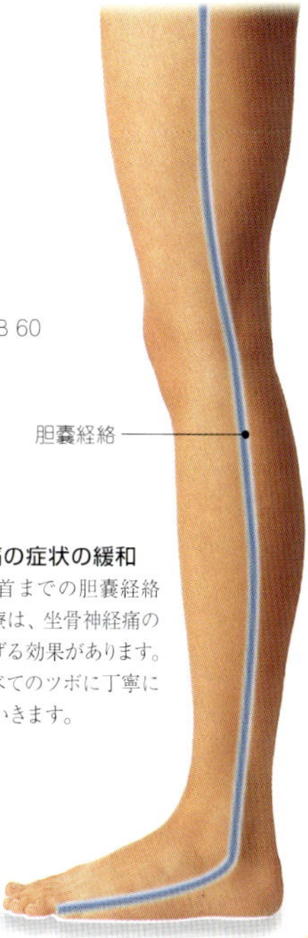

座骨神経痛の症状の緩和

臀部から足首までの胆嚢経絡に対する治療は、坐骨神経痛の症状を和らげる効果があります。遭遇するすべてのツボに丁寧に圧を加えていきます。

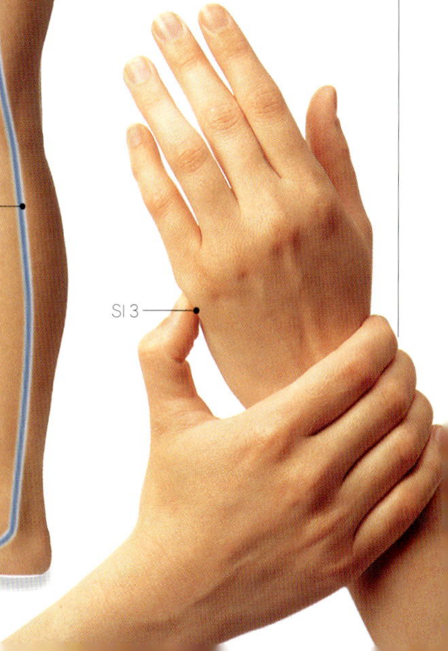

眼および耳

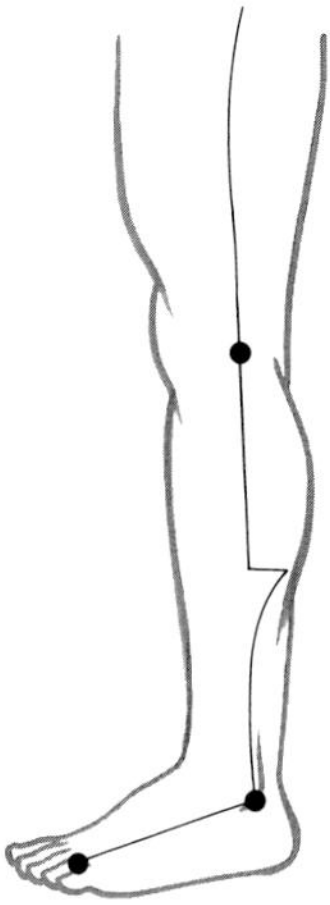

胆嚢経絡
胆嚢経絡は「木」の行に属している「陽」の経絡です。それは眼と視覚に影響を及ぼします。

視覚と聴覚は、私たちが外界から情報を得るための最も重要な手段です。眼と耳は休むことなく仕事をし続け、覚醒している間絶え間なく押寄せてくる刺激の流れを吸収し、選別しています。眼と耳が正しく機能しなくなること、それは私たち自身と、それを取り巻く外界との交通が阻害されることを意味し、私たちにとってこれ以上ないほどに苦しく、途方にくれる出来事です。視覚と聴覚に起こるどんな小さな痛み、異変でも、医師の診断を受けましょう。そして医師による処方を助けるために指圧治療を用いるようにします。

眼と耳の障害は、多くの場合頭と顔の局所的な指圧療法で改善されます。それによってその部位を通る経絡の滞りを解消させ、エネルギーの流れを活発にし、機能を正常化します。患部の周囲に四指指圧を行います。

眼

眼および視覚は、「木」の行に属しており、それゆえ肝臓と胆嚢に関係しています。局所的に効果のあるツボは、B1（清明）、B2（攅竹《さんちく》）、TH23（絲竹空《しちくくう》）、GB1（瞳子髎《どうしりょう》）、St2です。眼と視覚を全般的に強化するためには、下腿部の胆嚢経絡に施術します。焦点が合わなくなるといった疲れ目には、足のLi3のツボが効果的です。GB20（風池）のツボも視力の改善に効果があります。花粉症やその他のアレルギー物質への曝露による眼の炎

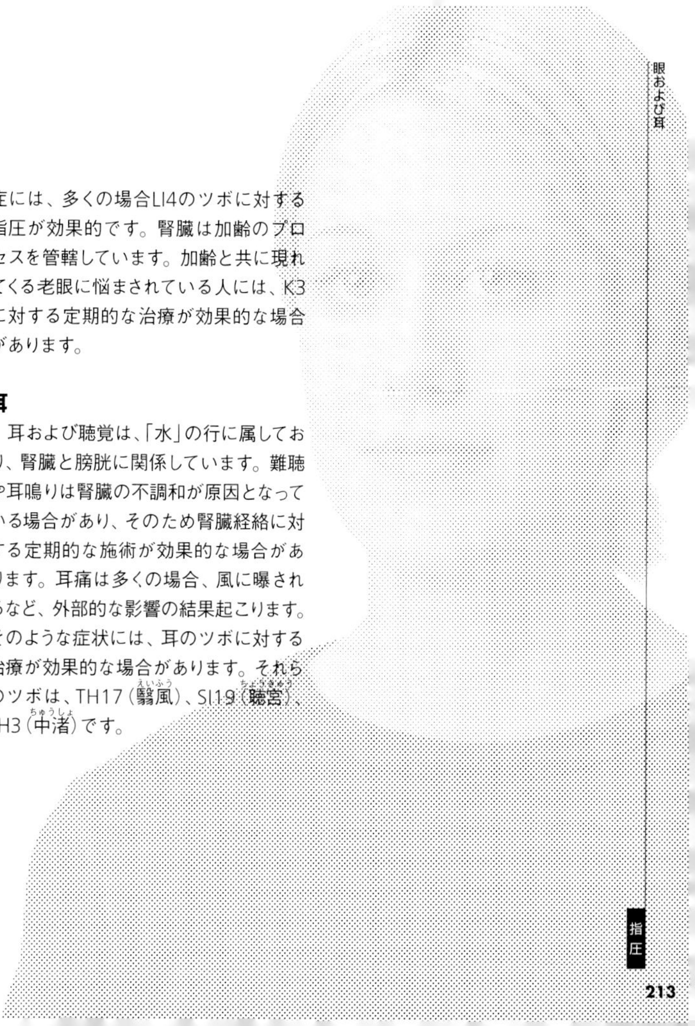

症には、多くの場合LI4のツボに対する指圧が効果的です。腎臓は加齢のプロセスを管轄しています。加齢と共に現れてくる老眼に悩まされている人には、K3に対する定期的な治療が効果的な場合があります。

耳

耳および聴覚は、「水」の行に属しており、腎臓と膀胱に関係しています。難聴や耳鳴りは腎臓の不調和が原因となっている場合があり、そのため腎臓経絡に対する定期的な施術が効果的な場合があります。耳痛は多くの場合、風に曝されるなど、外部的な影響の結果起こります。そのような症状には、耳のツボに対する治療が効果的な場合があります。それらのツボは、TH17(翳風《えいふう》)、SI19(聴宮《ちょうきゅう》)、TH3(中渚《ちゅうしょ》)です。

指圧療法（眼と耳）

眼の周囲への指圧の前後に、両眼に対して「掌圧」を加えることは効果的です。それは眼の筋肉の緊張をほぐして柔らかくし、指圧の効果に対する眼の感受性を高めます。症状が持続している間は、眼と耳の周囲への局所的な治療をほぼ毎時間ごとに行います。視覚系、聴覚系の全般的な改善のため、眼や耳から離れた部位にあるツボに対して1日に1度ないし2度施術します。

視覚系の障害

頭蓋底部の、背部と首側面の筋肉の靭帯の間にあるGB20のツボは、視力の回復に効果があります。

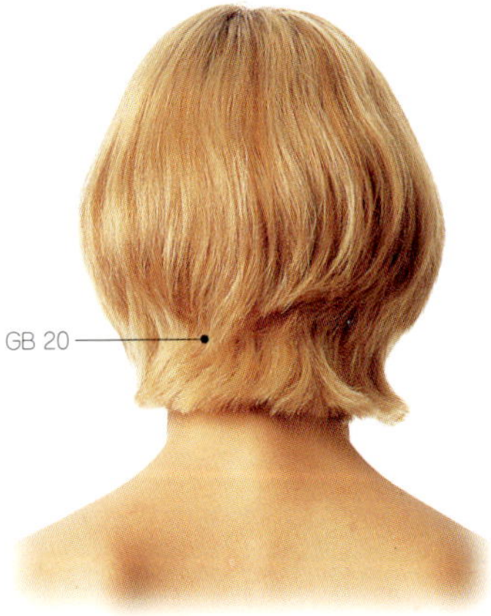

掌圧

眼の疲れを癒し緊張をほぐすには、掌圧が最適です。自分でもできますし、また他の人からも施術してもらうことができます。左右の手のひらの中心をそれぞれの眼に当てます。そのまま数秒間保持します。

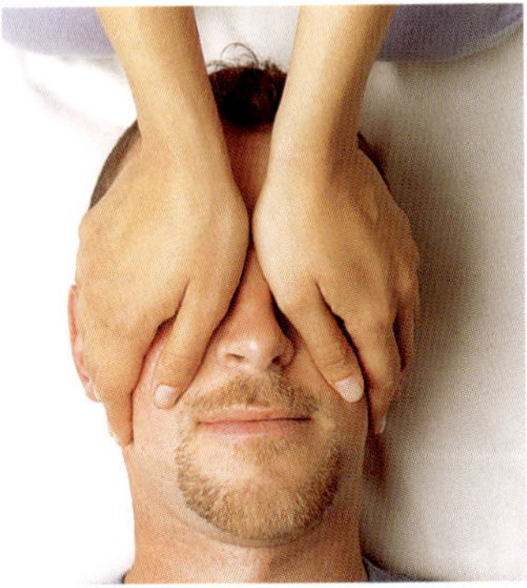

目の局所的治療

図に示したツボに、やさしく、
しかししっかりした圧を加えます。

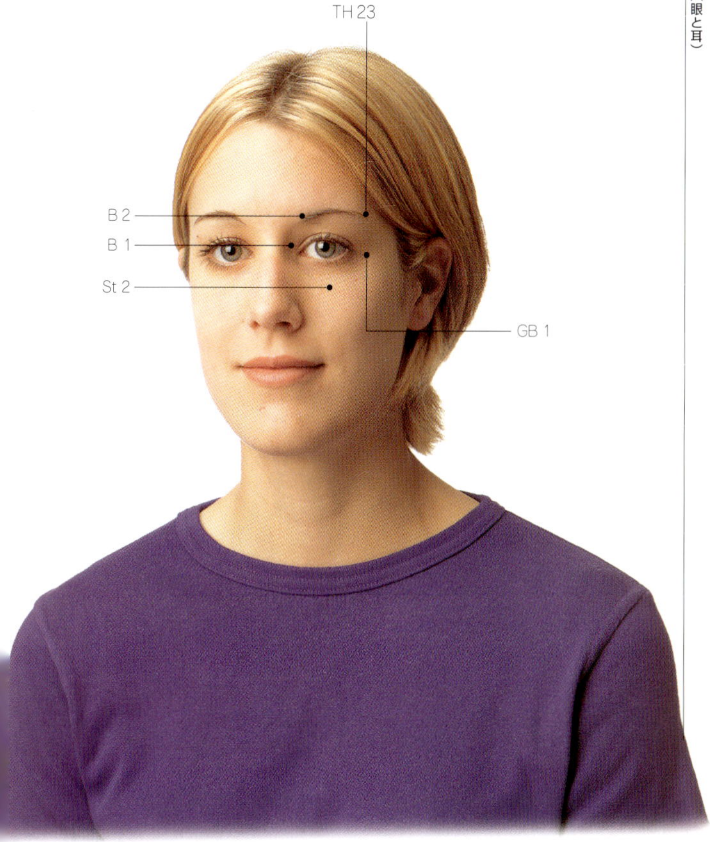

用語解説

以下は、この本や他の指圧に関連する書籍を読むときに出てくる用語です。ここに出ていない用語については、p.222-223の索引を参照してください。

圧痛点
筋肉の緊張や、エネルギーの流れの滞りによって生じる、接触や押圧に極度に敏感になっている点。

按摩
日本の伝統的なマッサージ技法で、指圧療法の中に部分的に取り入れられている。

陰陽
万物は、対立的であり同時に補完的である諸性質の均衡によって成り立っているということを表す概念。伝統的中国医学はこの根本原理にもとづき、さまざまな方法で人体の「陰」と「陽」のエネルギーの相互作用を調和させることを目的としている。

風
外部的気候状況を表す概念(「寒」の項参照)の1つで、主として胆嚢と肝臓に影響を及ぼす。しかしその影響はさらに広い範囲に及ぶ。「風」は頭痛、めまい、鼻水、くしゃみ、筋痙攣、風恐怖症などの急性の激しい症状を惹起することがある。

寒
中国伝統医学における外部的気候状況を表す概念で、人体諸器官に、特に膀胱と腎臓に悪影響を及ぼす。「寒」は発熱、悪寒、筋肉痙攣または関節痛などの症状を惹起することがある。

乾
外部的気候状況を表す概念(「寒」の項参照)の1つで、主として大腸と肺に影響を及ぼし、口、咽頭、皮膚の乾燥および便秘を惹起する。空咳の原因にもなる。

「気」
中国語では「氣」と表記されることもあるが、宇宙の生命エネルギーのことで、人体に流れている。指圧の目的は、このエネルギーの流れを調和させることによって、健康を増進させることにある。

胸郭
胸と上背部のこと。12個の胸椎が肋骨に接合されている。

経脈
しばしば人体の経絡と同じ意味で用いられる。エネルギー、すなわち「気」が流れる経路。

指圧
エネルギーの経絡(経脈)上の特別な点に圧を加えることによって、人体のエネルギーの流れを調整する療法。

湿
外部的気候状況を表す概念(「寒」の項参照)の1つで、主として胃と脾臓に影響を及ぼす。だるさ、麻痺、特に下半身に現れる膨満などの症状を惹起することがある。また水分の多い粘液を過剰に産生させることがある。

寸
経絡上の特別な点の位置を特定するときに用いる伝統的な計測単位。1寸は大まかにその人の拇指の幅に相当する。

禅
日本に深く根付いている仏教の流れの1つ。禅指圧は増永静人によって発展させられた指圧の一形態で、中国伝統医学の考え方と禅仏教から学んだ精神的方法を融合させている。

仙骨
脊柱の末端に位置する大きくて平たい骨。

丹田
「腹」(項目を参照)の中心で、臍の3横指下に位置する。「気の海」とも言われている。

ツボ
エネルギーが集中している人体上の点を表す日本語で、そこを圧すことによってエネルギーの流れに影響を及ぼすことができる。指圧の伝統の中で、エネルギー経絡上のツボが多く同定されている。しかし指圧以外の療法においてもツボは同定されている。

導引術
「気」の流れを促進する体系的な運動法。

熱
「火」の項参照。

腹
腹部を表す日本語。指圧においては、「腹」は身体の重力の中心であり、同時にエネルギーの中心でもある。

火
外部的気候状況を表す概念(「寒」の項参照)の1つで、「熱」と言われる場合もある。主として心臓、心包、小腸、三焦に影響を及ぼす。「火」は高熱、顔面紅潮、発汗、喉の渇き、不安、イライラなどの症状を惹起することがある。

布団
詰め綿の層によってできている日本の伝統的なマット。布団は硬めだが快適な、指圧にとって最適な平面を作り出すことができる。

腰椎部
一般的に言う「腰」のことで、腰背痛が最も生じやすい部位。解剖学的に言う脊柱腰椎部は、仙骨の直前の5個の脊椎骨から成り立っている。

索引

た

USEFUL ADDRESSES

UK

The Shiatsu Society
Eastlands Court
St Peter's Road
Rugby CV 21 3QP
UK
Tel: 01758 555 051
Fax: 01758 555 052
www.shiatsu.org

The Shiatsu College
20A Lower Goat Lane
Norwich NR2 1EL
UK
Tel: 01603 632555
Fax: 01603 663391
E-mail: admin@shiatsucollege.co.uk

ITALY

The European Shiatsu Federation
Piazza S. Agostino 24
Milano
Italy

AUSTRALIA

The Australian Traditional Medicine Society
Unit 12/27 Bank Street
Meadowbank, New South Wales, 2114
Tel: (02) 9809 6800

USA

American Oriental Bodywork Therapy Association
Maple Place
Manhasset
NY 11030
USA

American College of Acupuncture and Oriental Medicine
9100 Park West Drive
Houston, TX 77063
Tel: (713) 780 9777
Fax: (713) 781 5781
www.acaom.edu

American Association of Oriental Medicine
433 Front Street
Catasauqua. PA 18032
Tel: (610) 266 1433
Fax: (610) 264 2768
E-mail: aaoml@aol.com
www.aaom.org

American Holistic Health Association
p. 0. Box 17400
Ananheim, CA 92817-7400
Tel: 714 779 6152
E-mail: ahha@healthy.net
www.ahha.org

IRELAND

Shiatsu Society of Ireland
Greenville Lodge
Esker Road
Lucan
Co. Dublin
Eire

FURTHER READING

CHRIS JARMEY, *Shiatsu Foundation Course*, Godsfield Press, 1999

CHRIS JARMEY AND JOHN TINDALL, *Acupressure for Common Ailments*, Gaia Books, 1991

TED KAPTCHUK, Chinese Medicine: *The Web that has no Weaver*, Rider, 1993

LAO TSU, (TRANS. MAN HO KWOK, MARTIN PALMER, AND JAY RAMSEY), *Tao Te Ching*, Element Books, 1993

ELAINE LIECHTI, *The Complete Illustrated Guide to Shiatsu*, Element Books, 1998

PAUL LUNDBERG, *The Book of Shiatsu*, Gaia Books, 1999

SHIZUTO MASUNAGA, *Zen Shiatsu*, Japan Publications, 1977

TOKUJIRO NAMIKOSHI, *The Complete Book of Shiatsu Therapy*, Japan Publications, 1987

NICOLA POOLEY, *Shiatsu, A Step-by-Step Guide*, Element Books, 1998

KATSUSUKE SERIZAWA, *Tsubo: Vital Points for Oriental Therapy*, Japan Publications, 1976

ILZA VEITH (trans.), *The Yellow Emperor's Classic of Internal Medicine*, University of California Press, 1966

TOM WILLIAMS, *Chinese Medicine*, Element Books, 1995

ナチュラルヘルス シリーズ
指圧

著　者：キャシー・メーウス（Cathy Meeus）
健康に関する一般向け書物を執筆して20年以上のキャリアを持つ。最近では、補完医療について数冊の書物に寄稿。

翻訳者：乙須 敏紀（おとす としのり）
九州大学文学部哲学科卒業。訳書に『クールコンストラクション』『ヒプノセラピー催眠療法』『ヒプノシス』（いずれも産調出版）など。

発　行　2004年10月15日
本体価格　980円
発 行 者　平野　陽三
発 行 所　産調出版株式会社
〒169-0074 東京都新宿区北新宿3-14-8
ご 注 文　TEL.03(3366)1748　FAX.03(3366)3503
問 合 せ　TEL.03(3363)9221　FAX.03(3366)3503
http://www.gaiajapan.co.jp

ISBN 4-88282-390-X C0077

Printed in China

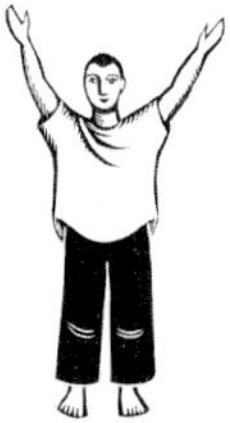